ELOGIOS

La creciente toxicidad de nuestro mundo desafía nuestra habilidad de mantener la salud y la vitalidad. Afortunadamente, *Mi ayuno intermitente* provee herramientas de ayuno ponderosas que permiten al lector tomar acción en respuesta a nuestro entorno amenazante. Cecilia Ramírez Harris ha hecho un magnífico trabajo en crear un programa sencillo sobre el ayuno intermitente que con seguridad sentará las bases hacia la salud.

Dr. David Perlmutter
Autor *best seller* #1 del *New York Times* de *Grain Brain*
y *The Grain Brain Whole Life Plan*

El ayuno intermitente no es solo una tendencia, es una práctica esencial que recomiendo para reiniciar un estilo de vida saludable. En este libro, Cecilia Ramírez Harris cubre todo lo que debe saber para incorporar el ayuno en su vida y responde a las preguntas más comunes que las personas se plantean. Además de cómo realizar el ayuno, Cecilia explica la razón por la que esta práctica es transformadora y una herramienta importante para alcanzar los resultados que persigue, todo a través de las lentes de una dieta vegetariana que además de ser buena para su cuerpo, lo es también para el planeta.

Tony Robbins
Autor

Este libro ha despejado todas las dudas que tenía sobre el ayuno intermitente. Es sin dudas una guía fácil y completa para todo aquel que quiera hacer una transformación de vida aprovechando sus beneficios. Es un libro de consulta que no caduca. Gracias Cecilia por tan útil herramienta.

Ismael Cala
Estratega de Vida y Desarrollo Humano, autor *best seller*
y conferencista internacional

Siempre he creído que el conocimiento da seguridad; el conocimiento nos abre la mente a nuevas oportunidades de ver la vida de forma diferente. Terrible es la arrogancia y la soberbia de creer que tenemos la verdad absoluta basada muchas veces en suposiciones absurdas, en tradiciones familiares, en hábitos arraigados o ¿por qué no decirlo? por desidia, comodidad o falta de curiosidad para analizar qué nos beneficia para vivir mejor.

Me gusta ser observador y cada vez que conozco a alguien cuya vitalidad y energía que transmite son notables, me cuestiono qué hace o qué no hace.

Hay quienes han hecho de su alimentación una costumbre saludable, sin necesidad de caer en los extremos donde los absolutos existen, y sus cuerpos lo demuestran a través de la lozanía de su piel, su constitución física o la energía que transmiten.

Leer *Mi ayuno intermitente* de mi querida amiga Cecilia Ramírez Harris, me ha dejado gratamente sorprendido por la valiosa aportación que hace a lo relacionado con el ayuno.

Tengo que expresarte que para mí esa palabra tenía una connotación meramente religiosa, ya que mi madre me inculcó este hábito en forma de «sacrificio» una vez al año, específicamente el Viernes Santo, además del ayuno que como médico solicitaba a mis pacientes antes de estudios o cuando deseaba que ciertos medicamentos tuvieran mejores resultados en su salud.

¿Cuándo iba a imaginar que más que un sacrificio es una gran bendición?

Al adentrarme en las páginas de este libro que hoy tienes en tus manos, tuve la inquietud de verificar si tantos beneficios relacionados con la mejora en la salud se hacen visibles; sentí la imperiosa necesidad de liberar de mi cuerpo todas esas toxinas que ingiero diariamente a través de los alimentos procesados y constatar las múltiples bondades que Cecilia Ramírez Harris comparte de una forma tan amena, fundamentada en investigaciones de gran prestigio y sobre todo, por su propia experiencia de vida.

Ahora entiendo la vitalidad, creatividad y maravilloso sentido del humor de la autora. Ahora comprendo de dónde saca tanta energía y buena vibra que transmite en palabras y acciones concretas. Estoy convencido de que la emoción nos lleva a la acción.

Aprecio infinitamente los cambios que he sentido al seguir tres de sus recetas para ayunar de forma inteligente y tengo que expresar que los cambios que viví son verdaderamente maravillosos; los agradece mi cuerpo y sé que indirectamente lo agradecen todas las personas con quienes más trato.

Somos mente, cuerpo y espíritu, y el equilibro y cuidados de estos componentes será lo que nos dé o no estabilidad en la vida.

Estoy seguro de que te sorprenderá la excelente forma con la que Cecilia logra unir la espiritualidad con el cuidado de lo que ingerimos y pensamos.

No te prives de leer las recetas que se incluyen en el libro, y evita a toda costa caer en la tentación de decir: «esto no es para mí». ¿Cómo poder expresar lo que no hemos experimentado?

Imposible evaluar lo que no se vive y por eso mismo te invito a poner en movimiento los valiosos conocimientos que tendrás con grandes beneficios para tu salud, peso y calidad de vida.

Me he convertido en un promotor más del ayuno y de la búsqueda de nuevas estrategias naturales para disfrutar el verdadero Placer de Vivir.

Dr. César Lozano
Escritor, conferencista y conductor de radio y televisión

CECILIA RAMÍREZ HARRIS

Mi AYUNO INTERMITENTE

Gana salud y pierde peso sin sufrir

HarperCollins *Español*

Mi ayuno intermitente
© 2018 por Cecilia Ramírez Harris
Publicado por HarperCollins Español, Estados Unidos de América.
Este título también está disponible en formato electrónico.

Editora en Jefe: *Graciela Lelli*
Edición: *Marta Liana García*
Diseño interior: *Grupo Nivel Uno, Inc.*

ISBN: 978-0-71808-518-6

18 19 20 21 22 LSC 9 8 7 6 5 4 3 2 1

DEDICATORIA

Para ti mami, porque mientras más leo y aprendo sobre lo fácil que es conservar la salud, más quisiera tenerte a mi lado para ayudarte y sanarte. Siempre has sido mi inspiración, mi fuerza y mi mejor amiga. Quiero que sepas que te llevo en mi corazón, que te quiero sana, alegre, llena de energía y feliz. Por eso te dedico este libro.

También a mis hijos Daniella y Andrés, que son mi razón de ser y hacer, y mi más grande motivación para seguir adelante.

AGRADECIMIENTOS

Quiero darle las gracias a Larry Downs, por su confianza en mí, y a todo el equipo de HarperCollins Español que ha hecho posible la realización de este libro. Y a mi esposo Ali, por su apoyo y paciencia durante todo este proceso.

PRÓLOGO

El ayuno es probablemente uno de los métodos terapéuticos más antiguos de la humanidad. Además de considerarse comúnmente un medio efectivo para reequilibrar problemas causados por la ingestión excesiva de alimentos, el ayudo se ha usado durante la historia para sanar una variedad de dolencias y como un componente crucial de la vida espiritual. Médicos de renombre como Hipócrates, Galeno y Paracelso prescribieron ayuno a sus pacientes. Sin embargo, en nuestra sociedad tecnológicamente avanzada, los procesos simples de terapia natural, como el ayuno, se han desvanecido del pensamiento moderno. Esto no el caso en ciertos lugares de Europa, como en Suiza y Alemania, o en la clínica Buchinger en Bad Pyrmont donde estudié. Ahora dirijo ayunos en Israel a los que asisten personas de todo el mundo.

En su magnífico libro, Cecilia escribe sus perspectivas en cuanto al ayuno. ¿Qué es el ayuno? ¿Cuáles son los beneficios del ayuno? ¿Qué tipos de ayunos se pueden realizar? También, aborda consideraciones concretas para las mujeres que ayunan, y habla de los mitos del ayuno intermitente. Examina el ayuno y el ejercicio y cómo salir del ayuno y empezar una dieta más sana. Además, Cecilia comparte sus propias experiencias. En su libro, habla del tema del ayudo de manera integral, y ayuda, con su necesaria perspectiva, a las personas a despertar el potencial pleno de esta metodología de terapia antaña. Por esta razón, aprecio la variedad de ideas que Cecilia comparte con el lector, para que este pueda profundizar en el conocimiento del proceso completo del ayuno y así decidir participar en este.

Mi propia experiencia con el ayuno comenzó en 1983, cuando realicé un ayuno de cuarenta días y otros ayunos diferentes que culminaron con mi consejo y determinación para ayunar dos semanas al año con una dieta de jugo verde. Me he percatado de que un ayuno de una semana, dos veces al año, proporciona la disposición idónea, no solo para la desintoxicación, sino también, para el descanso y el rejuvenecimiento. El ayuno, como menciona Cecilia, es esencial para aliviar estreses emocionales, psicológicos, espirituales y medioambientales, además de proporcionar desintoxicación física. Con perspicacia nos dirige al hecho de que el ayuno crea la disposición biológica óptima para activar nuestros genes rejuvenecedores. El ayuno, como forma acelerada de restricción de calorías, mejora los genes contra el envejecimiento, contra el cáncer, contra la diabetes y productores de antioxidantes. En este proceso de revigorización, el cuerpo se rejuvenece desde el interior al exterior —llamo a este proceso «el rejuvenecimiento radical». Personas con una variedad de condiciones crónicas, como hipertensión y diabetes tipo 2, a menudo pueden prescindir de sus medicinas para la hipertensión (y muchos otros medicamentos) y regresar a una vida más sana. Por medio del ayuno tienen la oportunidad de crear una memoria celular óptima y desprenderse de las memorias celulares negativas asociadas con el comer en exceso y otras adicciones.

El libro de Cecilia pone el ayuno al alcance de las personas para realizar decisiones informadas sobre el proceso y la decisión del ayuno. Yo, por supuesto, como persona que ayuna dos veces al año, encuentro que el ayuno es el proceso de rejuvenecimiento más potente y natural, porque activamos ciertamente nuestros genes rejuvenecedores y programa nuestros genes hacia un estado temprano de expresión epigenética, así permitiéndonos volver a niveles de salud más elevados. El libro de Cecilia desvela el misterio del ayudo y considera con fundamento todas las cuestiones que las personas se pueden plantear en cuanto a este antiguo y venerado arte terapéutico.

Recomiendo firmemente este libro a cualquier persona interesada en el ayuno y que tiene curiosidad al respecto. Cecilia ha hecho una labor excelente abordando este tema. Lo recomiendo para cualquiera que quiera una consideración profunda y práctica del proceso del ayuno.

Dr. Gabriel Cousens,
Dip. Ayurveda, Dip. Acupuntura,
Dip. American Board of Holistic Integrative Medicine
Director de Tree of Life Foundation

CONTENIDO

INTRODUCCIÓN

«Desayuna como un rey, almuerza como un
príncipe y cena como un mendigo».[1]

Estoy segura de que has escuchado este dicho popular muchas veces.
Por medio de él nos han inculcado durante años que es vital desayunar, y hacerlo en grande como si fuésemos de la realeza, con un gran
derroche de abundancia: huevos fritos, tocinetas, cereales, panes, mantequilla, leche, ¡y pare usted de contar!

Al parecer yo no pertenecía a esta clase de personas porque no me
gustaba comer por las mañanas; muy rara vez he amanecido con hambre y
el hecho de tener que preparar un desayuno siempre era una complicación
de tiempo, además representaba algo más que hacer antes de salir de mi
casa por las mañanas. Claro que cuando vivía con mis padres desayunaba,
aunque sin hambre; sin embargo, con el tiempo fui dejando de desayunar
y era muy feliz bebiendo solamente un par de tazas de café en su lugar y
comiendo a partir de la hora del almuerzo.

Aunque no extrañaba el desayuno, el no comerlo me hacía sentir cul-
pable y con esa sensación de que estaba haciendo algo malo. Por todas
partes escuchaba que el desayuno era la comida más importante del día,
además, que era necesario para tener energías, comenzar bien el día, activar el metabolismo y, por supuesto, también oía que tenía que comer al
menos tres veces diarias. Eventualmente me di por vencida y traté de
ver al desayuno con otros ojos; poco a poco fui forzándome a comer sin
hambre y comencé a observar que, en lugar de mantenerme llena por más
tiempo, después de desayunar se me despertaba el apetito más pronto que
cuando no comía por las mañanas, y eso me hacía comer aún más durante

el resto del día. Varias veces hice el experimento de dejar de comer en la mañana para ver cómo reaccionaba mi apetito y pude comprobar que los días en que no desayunaba mi apetito era normal, mientras que el hambre que sentía dos horas después del desayuno me parecía exagerado y fuera de lugar porque acababa, como quien dice, de comer.

Al principio comía igual que todo el mundo, huevos fritos o revoltillo, arepas con queso, cereales, panquecas con sirope, en fin, lo que nos dicen que debemos consumir en la mañana. Pero fui cambiando el menú a medida que aprendía sobre nutrición, eliminando casi todos estos alimentos de mi dieta diaria, comenzando por el azúcar, pero no solo la de mesa, sino la que está en casi todos los productos procesados como los cereales, panes y panqueques. Por eso los deje de comer y también fui sacando de mi lista de compras productos procesados que tienen una cantidad de ingredientes con nombres que ni podemos pronunciar y que no son naturales ni forman parte de una alimentación sana, aunque en sus envoltorios y paquetes digan lo contrario.

La situación fue empeorando ya que las opciones para el desayuno se iban reduciendo al no querer comer más trigo por aquello del gluten, y porque luego, en mi transformación alimenticia, comencé a dejar de comer huevos y queso, en un intento de no contribuir con el terrible trato que reciben los animales utilizados industrialmente, a pesar de no ser vegana. Así que comencé a experimentar con ensaladas para el desayuno, que por cierto me caían muy bien, también comía cereales de germinados, tofu (orgánico, por supuesto), frijoles, vegetales y de vez en cuando pan de granos germinados.

Todo esto lo hacía con la intención de cumplir con mi deber y desayunar todas las mañanas por aquello de que era la mejor forma de comenzar mi día. Pero no cambió el hecho de comer sin hambre por las mañanas, porque a pesar de que una vez que uno comienza a desayunar todos los días, el cuerpo siente hambre temprano, yo solo lo sentía algunas veces. También seguía siendo otra preocupación más por las mañanas, la preparación, las compras, etc. Definitivamente el desayuno no ha sido mi comida favorita.

Por eso me interesé tanto cuando descubrí que existía una forma de comer en la cual se podía evitar el desayuno y de inmediato me puse a investigar. Se trataba del ayuno intermitente, un patrón alimenticio donde se alternan periodos de alimentación con periodos de ayuno, es decir cuando no se come nada.

Muy pronto me di cuenta de que no se trataba de la última dieta de moda, o de una dieta de restricción calórica de esas en las que se pasa un hambre terrible y nunca funcionan, ya sea porque uno se rinde o porque el cuerpo en su inmensa inteligencia eventualmente se adapta a las pocas calorías y detiene la quema de grasa y pérdida de peso. Me parecía un método muy conveniente no solo para mí y mi dilema con el desayuno, sino también para los muchos seguidores de las redes sociales que después de realizar conmigo el reto detox, con jugos verdes, estaban felices con los resultados y querían que les dijera cómo comer, qué dieta seguir para continuar sin perder los resultados del detox. Nunca he creído en dietas y por eso mi respuesta no siempre era fácil para la mayoría, yo les aconsejaba un cambio en el estilo de vida casi radical que los iba a ayudar a mantener esos resultados y a mejorar la salud y el bienestar en general.

¿Debemos desayunar?

Hoy en día la idea de que es necesario desayunar está siendo abiertamente cuestionada. Existen pocas evidencias científicas que confirmen la creencia de que el desayuno es la comida más importante del día, que nos da la energía que necesitamos, que es esencial para activar el metabolismo desde temprano y perder peso.

Un estudio que comparó durante dieciséis semanas los efectos de desayunar o no en doscientos ochenta y tres adultos con sobrepeso, concluyó que no había ninguna diferencia significativa en el peso entre ambos grupos.[2] En su libro *The Obesity Code* (*El código de la obesidad*), el doctor Jason Fung se refiere a otro estudio donde se encontró que el metabolismo no se detiene cuando no se desayuna, ya que el gasto energético era el mismo desayunando o sin desayunar.

Él explica de forma muy sencilla por qué no es necesario desayunar:

Pensamos que necesitamos recargarnos para el día que se nos viene. Pero nuestro cuerpo ya lo ha hecho automáticamente. Cada mañana, justo antes de que nos despertemos, el ritmo circadiano natural le da al cuerpo una fuerte mezcla de hormona del crecimiento, cortisol, epinefrina y norepinefrina (adrenalinas). Este coctel estimula al hígado a hacer nueva glucosa, dándonos esencialmente una inyección de cosas buenas para despertarnos.[3]

Esto es lo que se conoce como el fenómeno del amanecer y quizás explique por qué muchas personas como yo, no tienen hambre al despertarse, pero sí están listas para comenzar el día con energía.

Paul Bragg en su libro *The Miracle of Fasting* [El milagro del ayuno] afirma algo parecido. Para él, el desayuno no es necesario porque el cuerpo ha estado descansando mientras duerme y no ha gastado energía, además, dice que un desayuno pesado puede robarle al cuerpo la energía que acumuló durante el reparador sueño que hace que la persona amanezca con su energía física, mental y espiritual en los niveles más altos.[4]

Si lo analizamos bien, todo esto tiene sentido. La idea de dormir es descansar y recuperar fuerzas, ¿por qué vamos a necesitar algo que nos dé energía al levantarnos después de haber dormido toda la noche? ¿No debería nuestro cuerpo estar descansado y lleno de energía cada mañana? Claro que existen condiciones que no les permiten a algunas personas tener un sueño reparador, pero inclusive en estos casos el desayuno tampoco funciona como un gran energizante que automáticamente los llena de vitalidad para enfrentar el nuevo día.

Mi secreto

Cuando comencé a experimentar con el ayuno intermitente, una de las cosas que decidí hacer fue no mencionarle a nadie el hecho de que no estaba desayunando, a menos de que fuera estrictamente necesario, porque cada vez que le decía «mi secreto» a alguien la reacción era la misma: me recordaban que el desayuno era la comida más importante del día, que tenía que desayunar para activar el metabolismo, y criticaban el hecho de que siendo yo la experta en salud de la televisión no entendiera lo importante que era desayunar. En fin, me daban muchos argumentos que no estaba dispuesta a debatir porque no me harían cambiar de opinión y hacerme desistir de mi experimento con el ayuno intermitente, así que continué probando secretamente este nuevo patrón alimenticio.

Lo cierto es que muchas personas desayunan por costumbre y tradición. Para algunos es la única comida que pueden compartir con la familia o el único momento que tienen en el día para sentarse y comer una buena comida, y eso es importante que se mantenga, sin embargo, la gran mayoría lo hace porque está convencida de que es importante para su salud, energía y metabolismo, y lo hacen aunque no tengan hambre.

Lo que nos dicen las palabras

A diario utilizamos palabras en nuestra conversación sin darnos realmente cuenta de cómo la conformación de algunas tiene un mensaje que va más allá de lo que pensábamos. Ese es el caso de la palabra *desayuno*, que al leerla significa simplemente la comida que se hace en la mañana, o al menos la primera comida del día al levantarse. Sin embargo, si la analizamos bien es una palabra compuesta con un significado que nos dice mucho más. Separémosla por un momento: des-ayuno.

La Real Academia Española describe al prefijo *des* de la siguiente manera:

«Denota negación o inversión del significado de la palabra simple a la que va antepuesto. Desconfiar, deshacer».[5]

Y a la palabra *ayuno* como: «Acción y efecto de ayunar», es decir «abstenerse total o parcialmente de comer o beber».[6]

Por lo tanto, el desayuno es el acto de deshacer lo que estuvimos haciendo mientras dormíamos; cuando des-ayunamos estamos simplemente deshaciendo, rompiendo o quitando el ayuno que mantuvimos durante las horas del sueño al abstenernos de comer y beber.

¡Lo más interesante es que en inglés la palabra funciona igual!: *breakfast* (*break*: romper, *fast*: ayuno), es decir ¡romper el ayuno!

Cada noche mientras dormimos estamos ayunando y durante esas horas nuestro organismo está regenerándose, recargándose, limpiándose y desintoxicándose. Por eso, cada mañana cuando todo está funcionando bien, las personas van directamente al baño a desechar por la orina y las heces fecales las toxinas que se han eliminado durante el ayuno, que también son la causa del mal aliento con el que muchos se levantan por la mañana.

Ayuno o detox

El ayuno es una forma de desintoxicación que ocurre cada vez que dejamos de comer, estemos o no conscientes de ello y aunque no lo hagamos con esa intención, como cuando dormimos. Esta desintoxicación la hace el cuerpo de forma sabia y natural por los beneficios que le trae al organismo.

Este es un tema muy apasionante para mí y forma parte de mi estilo de vida. Cada año hago un promedio de cuatro ayunos en los cuales consumo solamente jugos verdes, agua y té durante cinco días. Esta rutina me ha dado muy buenos resultados, aumentando la vitalidad y energía, y otorgando un efecto rejuvenecedor a nivel celular. Físicamente termino siempre más liviana, no solo porque pierdo peso, sino porque también mi cuerpo parece más pequeño, como si me encogiera, esto se debe al efecto antiinflamatorio y a la pérdida de líquidos que habían estado retenidos en el cuerpo. Mi mente se siente más clara sin esa especie de neblina que a veces no nos permite pensar con claridad. Además, recibo siempre un regalo emocional al sentirme más animada, con mejor actitud hacia la vida y con un enorme aumento de la autoestima porque dejar de comer durante cinco días nos permite conocer nuestro poder personal y la fuerza de voluntad que podemos ejercer cuando es necesario.

Al principio, cuando comencé a hacer el detox, decidí compartir mis experiencias en las redes sociales; esto tuvo una enorme respuesta de parte de mis seguidores que demostraron un interés inusitado por la desintoxicación como herramienta para mejorar su salud. Al poco tiempo decidí que para llegar a un público más amplio era necesario escribir un libro al cual llamé *El diario de mi detox*. En este mi primer libro compartí todo el proceso antes, durante y después del detox, como en una especie de guía indispensable para las personas interesadas. Y para mi sorpresa eran muchas las que querían conocer más del tema. El libro ha ocupado varias veces desde entonces la posición de más vendido. Esta acogida maravillosa por parte de miles de personas, me sorprendió porque no me imaginaba ese interés tan grande en un proceso tan difícil como dejar de comer y tener que tomar jugos verdes. Recordemos que los vegetales no son los alimentos predilectos de muchos de los hispanos y que la idea de dejar de comer por días no es algo que atraiga a multitudes.

Sin embargo, muchas personas respondieron y están felices haciendo el detox y compartiendo sus experiencias, sobre todo cuando realizamos lo que llamamos el «reto detox» a través de las redes sociales y todos juntos hacemos el proceso de desintoxicación durante cinco días con mucho éxito.

Ahora con este nuevo libro quiero profundizar aún más en el tema del ayuno y sus beneficios para la salud. Esta práctica antigua ha sido parte esencial de muchas religiones hasta el día de hoy, además a través de la historia se ha utilizado como método curativo para un sinnúmero de condiciones médicas y ha sido parte importante en la vida de grandes pensadores que han cambiado el curso de la historia de la humanidad.

Hoy el interés creciente que existe por el ayuno ha dado vida a estas páginas para esas personas que buscan respuestas a sus condiciones de salud, a su obesidad, y se ven atrapadas en un estilo de vida que no les permite salir adelante. En el libro encontrarás, además de la historia del ayuno, los diferentes tipos de ayuno que existen y la forma de hacer paso a paso los ayunos más populares.

También espero que la obra sea la respuesta a la famosa pregunta posterior al reto detox: ¿y después del détox qué? Aunque el ayuno no es para todas las personas ni tampoco es una píldora mágica que va a hacer desaparecer los problemas de salud y obesidad de todo el mundo, sí creo que puede ser la respuesta para quienes están cansados de hacer dietas en las que pasan hambre y que son imposibles de mantener a largo plazo.

Acompáñame en esta nueva aventura. No solo deseo mostrarte un método fácil y seguro para mejorar tu salud y alcanzar un peso ideal, sino también quiero invitarte a recorrer el camino de la verdadera salud, donde tú eres el dueño de tu propio destino y, aunque no ayunes, puedas sentarte en el asiento del conductor de ese vehículo que es tu cuerpo y conducirlo por la senda que te llevará a vivir con plenitud, energía, vitalidad y una salud radiante.

El libro consta de dos partes: la primera es lo que yo llamo «La teoría», aquí podrás aprender sobre la ciencia, la historia, los mitos y las realidades del ayuno. La segunda parte la llamo «La práctica», y está dedicada a las acciones que se deben tomar para comenzar a hacer el ayuno, un plan de ejercicios y de alimentación. Tendrás todos los detalles de los dos tipos de ayuno más populares y sus variaciones. Estoy segura de que muchos de los lectores comenzarán por esta parte del libro. Si lo haces porque estás deseoso de implementar tu propio ayuno intermitente lo antes posible, espero que eventualmente cuando ya hayas leído sobre «La práctica» y sepas qué acciones tomar, te des una vuelta por «La teoría» para que conozcas más en profundidad lo relacionado con la historia del ayuno, la ciencia, cómo afecta a tu cuerpo y los beneficios que le trae a tu salud. En la segunda parte del libro, además encontrarás un plan de siete días que te dará una idea inicial de cómo implementar el ayuno, recetas para el ayuno 5:2, una tabla de calorías de los alimentos más comúnmente utilizados en nuestra alimentación y el espacio para que escribas tu propio plan de acción y puedas llevar el diario de tu ayuno.

Te deseo suerte y, eso sí, te insto a que primero que todo, consultes con tu doctor acerca de los cambios que quieres realizar con este nuevo estilo de vida, sobre todo si tienes alguna condición de salud. La idea es informarte sobre alternativas para tener una salud radiante, pero solo tú puedes asegurarte de que cada paso que des sea con esa finalidad, escuchar las señales de tu cuerpo y parar lo que estés haciendo cuando sea necesario; al final del día, tú tienes el control de tu salud y de tu vida en tus manos. ¿Qué mejor momento que este para comenzar a ejercerlo?

PARTE I

LA TEORÍA

CAPÍTULO 1

¿Después del detox qué?

«Un poco de hambre realmente puede hacer más por
el hombre enfermo promedio que lo que pueden las
mejores medicinas y los mejores médicos».

MARK TWAIN[1]

Una de las mayores bendiciones que he tenido en mi vida es poder compartir con muchas personas las cosas que aprendo y ver cómo les ayuda a mejorar muchos aspectos de sus vidas.

Hace varios años en «Vida sana con Cecilia», el segmento semanal que hago en Primer Impacto, hablé del ayuno intermitente, del cual había escuchado por algún tiempo, pero no le había puesto mucha atención. Confieso que cuando hice la investigación para escribir del tema quedé fascinada con la teoría detrás de esta forma de alimentación, sobre todo por la gran cantidad de beneficios para la salud que ofrece y su efectividad a la hora de quemar grasa.

Inmediatamente decidí probarlo, pero debo confesar que no fue fácil. Por alguna razón se me olvidaba llevar la cuenta de las horas sin comer, tampoco comía dentro de la ventana de alimentación y la idea de tener que llevar más comida en caso de que me tuviese que quedar más tiempo en la oficina complicaba aún más el asunto. Traté de hacerlo un par de veces y fracasé terriblemente. Claro que siempre lo tuve pendiente para hacerlo de manera eventual una vez que me preparara mejor y conociera más del asunto. Así que decidí dejarlo hasta ahí y seguí comiendo como de costumbre de forma saludable como lo había hecho hasta ese entonces. También continué con mi rutina del detox con jugos verdes. Pero seguí investigando sobre el ayuno intermitente ya que quería probarlo de vez en cuando y comprobar por mí misma si era cierto todo lo que prometía.

Claro que haciendo el detox siempre me sentía muy bien porque los beneficios que se obtienen son innegables y tangibles. No solo veía los resultados en mí y en las personas cercanas que lo practicaban, sino también en quienes me acompañaban a través de las redes sociales. Muchos de ellos me dejaban fotos, y aun lo hacen mostrando el antes y después del detox; otros me escribían comentarios acerca de sus experiencias y lo bien que se sentían al finalizar, por la pérdida significativa de peso y porque se sentían bien física, mental y espiritualmente. Pero siempre me hacían la misma pregunta: ¿y después del detox qué?

Sin lugar a duda se veía en sus mensajes la necesidad de mantener esos resultados y continuar alcanzando nuevas metas en cuanto al peso y a las mejoras de salud.

Mi respuesta era siempre la misma: es necesario hacer un cambio de manera consciente en la forma en que estamos viviendo; es necesario comer sano, limpio y fresco, tener una rutina de ejercicios y alimentar también el alma y las emociones. Entiendo que es más fácil decirlo que hacerlo, sobre todo cuando vivimos en un mundo que se desenvuelve alrededor de la comida que, por lo general, no es la más saludable. Las tentaciones, la falta de conocimiento, la economía y la resistencia que se experimenta de parte de familiares y amigos cuando uno trata de cambiar algo, puede hacernos desistir inclusive antes de comenzar. Existen tantos aspectos que se tienen que tomar en cuenta a la hora de esperar que alguien haga cambios en su vida. Muchas cosas influyen, desde la adicción a ciertas comidas hasta el poco acceso que algunas comunidades tienen a alimentos frescos y saludables. Tampoco podemos olvidar que es muy difícil competir con una hamburguesa de noventa y nueve centavos cuando el presupuesto es bajo y son muchos en la familia.

Como resultado de estas situaciones, hoy día tenemos a muchas personas sufriendo de los males de la vida moderna, obesidad, diabetes, enfermedades del corazón y cáncer.

Muchas veces recibí mensajes públicos y privados en las redes sociales de personas desesperadas que querían adelgazar, pedían que les diera algo que las ayudara a quitarse el exceso de peso, pero la mayoría quería soluciones rápidas y fáciles. Recuerdo que varias veces me pidieron un jugo verde para eliminar la «panza» o los «rollos» de la espalda.

Desafortunadamente esa poción mágica que todos esperaban para rebajar sin mucho esfuerzo no existe, aunque me hubiese encantado tenerla. Por eso mi respuesta siempre ha sido la misma, es necesario hacer un cambio en nuestro estilo de vida de forma general, no es hacer una dieta hoy y romperla mañana, no es pasar hambre para después comer como locos lo que se nos presente por delante, tampoco se trata de matarnos por horas en un gimnasio.

Cada día estoy más convencida de que la única forma de perder peso y gozar de una buena salud es detener la carrera loca y dejar de tratar de lucir como las celebridades que nos venden la ilusión de la perfección, pero que viven metidas por horas en un gimnasio, con chefs personales y dinero para arreglar cualquier imperfección. Esa es la peor trampa en la que caemos a diario y que solo trae un sufrimiento innecesario. De eso hablaremos más adelante, por ahora necesitamos darnos cuenta de algunos aspectos clave para hacer ese cambio de estilo de vida del que tanto hablo.

Lo primero es observar con honestidad lo que estamos haciendo con nuestra vida. Y preguntarnos las razones por las cuales hacemos lo que hacemos. Es importante cuestionar ciertas rutinas y costumbres, y ajustarlas si es necesario.

Comienza por responder preguntas como: ¿esto que estoy comiendo me alimenta? ¿En realidad tengo hambre? ¿Por qué estoy comiendo? ¿Cómo me siento después de comer? ¿Qué alimentos o comidas me hacen sentir feliz y sin culpa después de comerlos? ¿Estoy haciendo ejercicios? ¿Cuándo fue la última vez que salí a caminar? ¿Cómo está mi nivel de energía? ¿Tengo ganas de vivir? ¿Estoy deprimida? ¿Cómo veo mi futuro?, etc. Si respondes con honestidad estas preguntas, inmediatamente te vas a dar cuenta de cómo estás llevando tu vida y lo que estás haciendo bien y mal. Pongamos por ejemplo alguien que esté obeso, que come hamburguesas en restaurantes de comida rápida todos los días, no hace ejercicios, no toma agua, siente complejos por su gordura, y esa baja autoestima le produce un estado depresivo que no le permite salir de la situación. Esta persona sabe que comer chatarra no nutre su organismo por el bajo valor nutritivo y la mala calidad de esas comidas; esto puede afectar no solo su cuerpo, sino también su mente y emociones al igual que lo hace el no tener ningún tipo de actividad física. Como no puede cambiar su situación, come más y esto le causa más depresión, y con el tiempo está en un círculo vicioso del que es muy difícil salir.

Este ejemplo, quizás no sea el tuyo porque no estarías leyendo el libro, es muy común ver a personas atrapadas en situaciones similares en diferentes grados. Estés donde estés en este momento, comienza a cuestionar lo que haces y busca la raíz del problema, el porqué de lo que haces. Siempre sabemos cuál es la realidad, pero de alguna forma tratamos de ignorarla si es muy dolorosa.

A partir de este punto puedes entonces comenzar a hacer los cambios que hagan falta; algunas personas prefieren cambiarlo todo de una sola vez, mientras que otras necesitan más tiempo. Tú escoges la forma que más te convenga, pero eso sí, que sea realmente efectiva para cambiar tu forma de comer, el tipo de alimentos que ingieres y la cantidad de actividad física que realizas.

Por años nos han vendido la idea de que podemos obtener resultados inmediatos y permanentes tomando suplementos o pastillas, haciendo dietas insostenibles a largo plazo y tomando costosos batidos para reemplazar comidas. Desafortunadamente estos productos y dietas, a pesar de dar resultados en un principio, no son sostenibles a largo plazo, nadie puede pasar la vida contando calorías, pasando hambre o consumiendo costosos batidos y suplementos. Por eso fallan; además porque no hay un cambio interno en la persona que le ayude a transformar conscientemente su vida y a entender que la solución es a largo plazo y que ni pagando fortunas en máquinas que prometen quemar la grasa o en cirugías como la liposucción van a resolver su problema si no lo hacen primero en su cabeza y sus emociones, buscando la verdadera raíz del problema y aprendiendo a aceptarse y quererse más.

Por eso siempre llega el momento en que abandonan la dieta o lo que sea que estén haciendo, y el peso vuelve luego, por lo general ¡multiplicado! Y esto es aún peor ya que vienen las culpas y el sentirse menos que los demás porque no tuvieron la fuerza de voluntad para seguir y llegar a la supuesta meta.

Hemos visto que después de la liposucción y las operaciones para achicar el estómago, la grasa y el peso vuelven. El estómago comienza a expandirse porque el apetito no ha desaparecido y las personas vuelven a sus viejos hábitos y a engordar. Son pocos los que se mantienen delgados, y si lo logran es a base de muchos sacrificios con dietas que provocan mucha hambre y horas de ejercicio vigoroso todos los días.

Algo que siempre me ha parecido curioso es ver cómo la mayoría prefiere hacer dieta una y mil veces antes de intentar realizar cambios sustanciales en sus vidas. Y lo peor es que repiten la misma dieta porque nunca llegan a cumplir la meta establecida, y siempre la rompen mucho antes de llegar a rebajar ni la mitad de lo esperado. Por eso se prometen una y otra vez que en ese momento sí llegarán al final, solo para estrellarse de nuevo con la realidad de que no pudieron seguir porque es difícil mantenerse con mil calorías diarias por un largo periodo, pero nos hacen creer que sí es posible ¡si tenemos fuerza de voluntad!

Todo esto puede desencadenar problemas a nivel psicológico en estas personas. Cada vez que comienzan la dieta se someten a una prueba de fuego que ya conocen, exponiéndose entre otras cosas a sufrir de culpabilidad y desilusión. Esto les afecta su autoestima ya que se sienten incapaces de hacer las cosas bien y terminan hundiéndose aún más en un círculo vicioso que los lleva a repetir una y otra vez la misma fórmula fracasada, y lo peor es que terminan con más peso y menos dinero porque, al final del día, lo único que adelgaza es el tamaño de los bolsillos de quienes quieren adelgazar.

No es por casualidad que el negocio de la pérdida de peso sea uno de los más exitosos en el mundo generando cerca de sesenta mil millones de dólares en ganancias cada año en Estados Unidos.

El problema de la obesidad es muy complejo. No es suficiente querer perder peso de todo corazón cuando se es víctima de la adicción a la comida; tampoco es suficiente la fuerza de voluntad porque el problema va más allá.

Estudios han demostrado que el azúcar que se encuentra en casi todos los productos que se consumen en la dieta diaria eleva los niveles de dopamina, un neurotransmisor en el cerebro que controla los centros de placer de forma similar a como lo hacen drogas como la cocaína, el tabaco y la morfina.[2] Por eso, entre otras cosas, al igual que un adicto a la cocaína, si una persona adicta a la comida tiene que escoger entre sentir el placer de comer o el placer de verse delgada y sana, va a elegir la comida sin pensarlo dos veces, como lo hace el drogadicto. En ese momento tampoco le va a importar el hecho de que ese placer solo dure unos minutos mientras que el arrepentimiento, la culpabilidad, los problemas de salud y la autoestima no se irán tan fácilmente.

A este panorama se une el bombardeo publicitario constante y la poca información que existe acerca de lo que sucede hoy en día con la comida que estamos comiendo y que es la fuente de muchos males.

Estoy convencida de que la alimentación es el factor que puede hacer la gran diferencia en la vida de las personas. Por décadas nos dijeron que debíamos comer una dieta rica en carbohidratos, ¿recuerdas la pirámide alimentaria del gobierno donde se nos recomendaba comer hasta once porciones de carbohidratos como pan, cereales, pasta, etc. en un solo día?

En esa pirámide la cantidad de grasa recomendada era mínima y había sido demonizada y acusada de causar muchas de las enfermedades y males actuales. Por eso la recomendación era llevar una dieta baja en grasa, o sin grasa de ser posible, y alta en carbohidratos. El resultado del «fat free» ya lo conocemos, ahora estamos más gordos que nunca y menos sanos, aunque vivimos por más tiempo.

A partir de los años 70 el consumo de grasas se redujo de un cuarenta y tres por ciento a un treinta y tres con la intención de disminuir el número de enfermedades cardiovasculares, sin embargo, el porcentaje de personas enfermándose del corazón sigue aumentando (aunque menos mueren por esta causa gracias a los nuevos tratamientos), al igual que la diabetes tipo 2, que aumentó de una persona por cada cien a una por cada diez, y de uno por cada siete norteamericanos que sufrían de obesidad en 1960, ahora uno de cada tres es obeso.[3]

Sin embargo, hay esperanza. Gracias al acceso a Internet y a las redes sociales se está creando una nueva consciencia. Es una especie de tendencia comunicacional sobre la alimentación, la nutrición y la salud natural que se está esparciendo por las redes y llegando poco a poco a muchas personas que quieren un cambio.

De pronto pareciera que todo el mundo se sorprende al conocer las propiedades alimenticias de los vegetales y las frutas que siempre han estado disponibles. Es como un redescubrimiento de los beneficios de la zanahoria, las espinacas o la col rizada, esos alimentos a los que yo llamo comida de «verdad» y que al parecer están volviendo a la mesa, no en las cantidades que quisiera, pero sí se están convirtiendo en parte del día a día de la alimentación de muchos, gracias a un proceso de concientización sobre la importancia de la nutrición para mantener una buena salud y larga vida que ha surgido de forma espontánea en muchas comunidades alrededor del mundo. Y ya sabemos que una vez que se incluyen en la dieta diaria los vegetales y las frutas, comienza a notarse el bienestar que producen.

Esa ha sido mi experiencia con *El diario de mi detox*, ya que las personas que han hecho el ayuno o han realizado cambios en su alimentación notan la diferencia y quieren seguir sintiéndose bien. Y eso les sucede a todos, incluyendo a aquellos que lo que quieren es perder peso de una forma rápida con el detox, y que al hacerlo no pueden evitar sentir los beneficios en cuanto a vitalidad, energía y mejoras de salud, algo poco usual cuando se hacen las dietas de restricción calórica.

Uno de los mayores beneficios que yo encuentro con el detox, y que es sumamente importante, es la sensación de liberación que se experimenta. Para muchos esta es la primera vez que se sienten liberados del control que ejerce la comida sobre sus vidas, y logran ser ellos quienes controlen la comida.

Por eso considero que el detox debe ser parte esencial de nuestras vidas, y que a pesar de ser todo un reto no comer por cinco días, sus beneficios valen la pena.

Pero y después ¿qué? Hoy pienso que hacer el ayuno intermitente puede ser una forma de prolongar los beneficios del detox, mejorar la salud y perder una cantidad considerable de peso, en su mayoría grasa.

El ayuno se ha usado por milenios y en la actualidad muchos lo siguen haciendo, viendo cómo el cuerpo tiene una capacidad infinita de sanarse si le damos las herramientas apropiadas.

Hacer cambios en nuestra vida no es fácil, pero tampoco es tan difícil. A veces creemos que tan solo necesitamos tener disciplina y que con eso es suficiente para lograr las metas; sin embargo, hay transformaciones que toman más que eso, se necesita estar conscientes, a través del conocimiento, de que hay cosas que tenemos que hacer si queremos vivir a plenitud con una salud radiante. Al final del día nadie sabe por cuánto tiempo estará en este mundo ni tampoco la forma en que se irá de él. Esas son cosas que están fuera de nuestro control, lo que sí podemos controlar es lo que hacemos día a día para que el tiempo que tengamos sobre esta tierra esté lleno de alegría, salud y fortaleza que nos permitan disfrutar de la vida, llegar a viejos valiéndonos por nosotros mismos, con independencia de movimiento hasta el último día de nuestra vida, y poder sentir, al final del camino, la satisfacción que causa haber hecho lo correcto por nosotros mismos.

CAPÍTULO 2

Nuestra obsesión con la comida

«Los seres humanos necesitan comer un cuarto de lo que comen, el resto alimenta a su médico».[1]

Pareciera que nuestra vida transcurre alrededor de la comida. A diario se hacen preguntas como: ¿qué vamos a comer hoy? ¿Qué desayunaré? ¿Qué hay para la cena? Estas preguntas se repiten en la cabeza de muchos. También los planes de los fines de semana están sujetos a la comida, ya sean las invitaciones a comer en la casa de amigos, la reunión familiar en casa de la abuela o los que tienen como plan fijo salir a comer a restaurantes cada sábado y se pasan la semana entera pensando a cuál restaurante ir y lo que comerán. También la comida está en todas las celebraciones: ¡cumpleaños, graduaciones, reuniones de la oficina, fiestas de fin de año y en algunas culturas hasta en los funerales!

Y cuando no estamos comiendo o pensando en comer, prendemos la tele y recibimos un bombardeo despiadado de publicidad con imágenes provocativas de platos que se ven deliciosos y que le dan hambre a cualquiera, incitando a comer a cada rato y hasta sin hambre. Pero no solo los comerciales en televisión nos tientan, también las vallas publicitarias, los anuncios en Internet y ¿qué decir de las redes sociales? ¡Es una locura! Por eso, la sola idea de dejar de comer por un día pone a muchos muy pero muy nerviosos y lo ven como algo imposible de hacer.

Lo peor desde mi punto de vista es que la mayoría de los alimentos que se están consumiendo hoy en día no son en realidad comida de verdad. Un ejemplo de ello son las comidas rápidas y empaquetadas, que a pesar de verse como comida, oler a comida y tener el sabor de comida son, en muchos casos, productos que imitan a los alimentos de verdad.

En los supermercados podemos ver estantes llenos de alimentos altamente procesados a un punto que lo que queda del original es una pequeña parte, además contienen ingredientes que en nada se parecen a los alimentos naturales que estamos supuestos a comer.

Pero también comemos mucho. Veamos cómo es el día normal de cualquier persona en Estados Unidos.

Comenzamos con el desayuno: cereales azucarados, pan, huevos, panquecas, margarina, panecillos dulces, donuts, jugo de naranja, y café con azúcar y leche. Otros que no tienen tiempo de comer en casa pasan por la ventanilla mágica que les entrega una bolsita con un muffin con huevo y tocineta, y un vaso de leche.

Primera merienda: esta ocurre a media mañana; puede ser una banana, una manzana, una barra de proteína u otro donut.

El almuerzo: por lo general es comida recalentada de lo que quedó de la cena del día anterior, también algunos llevan al trabajo un emparedado, compran pizza o comida rápida que siempre viene acompañada de una soda.

Segunda merienda del día: A media tarde ya es costumbre merendar con un chocolate, una bolsita de papitas, unas galletas, o los donuts que trajo la compañera de trabajo, etc.

La cena: al final del día llega la hora de cenar. Arroz blanco, pollo, bistec, frijoles y probablemente un poquito de vegetales cocinados.

La última merienda. Hay quienes antes de irse a la cama tienen su última merienda del día, el famoso *midnight snack* en inglés. Una galleta, alguna fruta o un yogurt.

Lo cierto es que, una comida más o una comida menos, no paramos de comer. Bueno, solo las pocas horas mientras estamos dormidos.

Estos alimentos conforman lo que se conoce como la dieta estándar americana o Standard American Diet (SAD, por sus siglas en inglés; palabra que traducida al español quiere decir «triste»). Y en verdad puede ser muy triste ver lo que comemos en la actualidad: alimentos altamente procesados, con aditivos químicos, colores y sabores artificiales, llenos de pesticidas, herbicidas, fungicidas, toxinas, antibióticos, medicamentos, grasas nocivas y mucha azúcar, que ha demostrado ser adictiva al igual que los carbohidratos que muchas personas sienten que no pueden dejar de comer. Además, la mayoría son genéticamente modificados, no aportan mucha nutrición, pero sí una gran cantidad de calorías vacías.

Lo mismo sucede con la comida rápida que, desafortunadamente, se ha convertido en una necesidad para un gran número de personas, que viven el ritmo agitado de esta sociedad y no tienen tiempo para cocinar. Lamentablemente además, casi siempre este tipo de comida es más económica para alimentar a una familia completa. Para nadie es un secreto que una hamburguesa con todo y soda puede llegar a costar mucho menos que una ensalada. Y ese es el gran reto de la sociedad actual. Debemos hacer accesibles alimentos frescos a todas las comunidades mediante precios más bajos, sobre todo los orgánicos que no cuentan con subsidios del gobierno como las cosechas convencionales.

Todo esto contribuye a la epidemia de obesidad que se vive actualmente y que afecta a más de un tercio de la población de Estados Unidos, es decir un 36,5 %, y es responsable por un sinnúmero de enfermedades del corazón, accidentes cerebrovasculares, diabetes tipo 2 y algunos tipos de cáncer.[2]

En 1977 la mayoría de las personas tenía tres comidas al día: desayuno, almuerzo y cena. Pero como vimos, hoy en día el número de comidas ha ido aumentando. No solo se consumen las tres comidas principales, sino que además es hasta obligatorio comer las respectivas meriendas. También en la actualidad muchas personas siguen la recomendación de nutricionistas y entrenadores físicos y comen cada dos o tres horas para mantener el metabolismo activado y perder peso.

La idea es dividir todas las calorías diarias permitidas en seis comidas pequeñas o más y estas deben consumirse durante el día para que además de acelerar el metabolismo, las personas puedan mantener su apetito bajo control.

Esto se convirtió en la moda para quienes querían perder peso a través de la comida. Recuerdo ver a compañeros de trabajo llegar a la oficina con grandes loncheras, algunas hasta fabricadas especialmente con este fin, llenas de diferentes compartimientos para cada comida. Era interesante verlos mirar el reloj, sacar la siguiente comida, ir al horno microondas, calentar, comer, lavar el envase y volver a su puesto de trabajo, pendientes de que no se les pasara la próxima comida que sería en un par de horas.

Lo malo después de tanto trabajo y gasto en alimentos es que hasta ahora no existen estudios concluyentes que confirmen que comer varias veces al día comidas pequeñas ayude a bajar de peso o con la saciedad, sino por el contrario, se cree que esta técnica puede llevar a un aumento de peso a largo plazo.[3]

El doctor Michael Mosley en su libro *The Fast Diet* (*La dieta fastdiet*) se refiere a un estudio realizado en el Instituto de Medicina Clínica y Experimental en Praga que puso a prueba la teoría de que comer varias veces al día pequeñas comidas aumenta el metabolismo.[4] Lo hicieron dándole a dos grupos de diabéticos comidas con el mismo número de calorías, pero un grupo lo hizo con dos comidas al día mientras el otro lo hizo con seis. El resultado fue que a pesar de estar consumiendo el mismo número de calorías, los que comieron solo dos veces al día perdieron un promedio de tres libras más que el otro grupo y una pulgada y media de la circunferencia de sus cinturas. También señala que, contrario a lo esperado, quienes comieron más veces al día se sintieron menos satisfechos y con más hambre que los que comieron solo dos veces.

Este sistema de dividir el número de calorías en varias porciones pequeñas para ser consumidas a lo largo del día requiere, además, disciplina y preparación, que solo personas con mucha dedicación y tiempo pueden llevar a cabo, sobre todo en la actualidad, que vivimos corriendo para poder hacer las cosas normales del día a día. Pero no podemos olvidar que millones de personas comen de la misma forma, no porque estén buscando activar su metabolismo o apetito para no caer en las tentaciones de la comida chatarra, sino por el contrario, comen constantemente porque tienen hambre, ansiedad y se ven tentadas a cada instante por alimentos cargados de azúcar y harinas que, como ya sabemos, promueven una adicción difícil de controlar, la cual hace que muchos coman simplemente porque tienen algo comestible al frente; la sola presencia del alimento es razón suficiente para consumirlo aunque no tengan apetito.

Además, investigadores han encontrado que las personas tienden a confundir una gran cantidad de emociones con hambre y, por lo tanto, comen cuando están aburridas, cuando tienen sed, cuando están con amigos o porque es la hora de comer. La mayoría de las personas comen porque se sienten bien al hacerlo.[5]

En Estados Unidos más gente sufre de enfermedades provocadas por comer en exceso que por malnutrición.[6] La superabundancia de alimentos y la adicción a la comida han hecho que las personas hayan creado mecanismos de defensa y un país dependiente del exceso, donde hasta la escasez natural de algún producto relacionada con las estaciones del año pareciera ser una amenaza.

Por eso la misión de este libro puede parecer complicada, al igual que lo fue la de *El diario de mi detox*. Muchas personas ven como una amenaza mortal omitir una comida, sienten que dejar de comer por unas horas puede provocarles grandes problemas de salud. Sin embargo, está demostrado que es todo lo contrario y que mientras sigamos comiendo en exceso estamos comprometiendo nuestra salud, envejeciendo prematuramente y acortando nuestra vida útil.

La importancia de no comer demasiado

Estoy segura de que muchos de ustedes han escuchado historias de personas que llegaron a vivir muchos años sin tener grandes problemas de salud y que lo único que hacían diferente a los demás era comer menos cantidad que el resto de la familia. Muchas investigaciones han demostrado que no comer de más aumenta la duración de la vida. Existen en el mundo las denominadas «zonas azules» que han sido estudiadas por científicos; porque sus pobladores viven más de cien años de forma activa y son considerados como los más sanos del mundo. Estas zonas azules se encuentran en Okinawa, en Japón; Cerdeña, en Italia; Nicoya, en Costa Rica; Icaria, en Grecia y Loma Linda, en California. Estas personas tienen varias cosas en común, por ejemplo, dejan de comer cuando su estómago está un ochenta por ciento lleno, comen la comida más pequeña del día en la tarde o la noche, se alimentan principalmente de plantas y pescado, muy rara vez consumen carnes rojas, pero eso sí, toman vino tinto todos los días.

Además, tienen una vida muy activa físicamente. No solo porque hacen ejercicios, sino porque se mantienen ocupados todo el día con labores que involucran trabajo físico, ya sea en la comunidad o en sus jardines y casas. Desde el punto de vista mental se cuidan al vivir alejados del estrés diario o sabiendo cómo controlarlo. Finalmente, cuidan su parte emocional poniendo a la familia como la mayor prioridad, manteniendo cerca a sus ancianos e invirtiendo tiempo y amor en sus hijos.

El resultado es que en estas comunidades sus habitantes no sufren de los males comunes del resto del mundo, como enfermedades del corazón, diabetes, cáncer y obesidad.

En su libro *Conscious Eating* (*Alimentación consciente*), el doctor Gabriel Cousens hace énfasis en la importancia de no comer demasiado, aunque sea comida saludable, y esto lo llama el «Arte de la alimentación consciente», que es aprender a tomar justo la cantidad correcta de alimento y bebida para mantener las necesidades físicas y espirituales del cuerpo.[7] Escribe sobre casos de personas que llegaron a vivir pasados los cien años como San Paul de Anchorite, que solo comía dátiles y tomaba agua y llegó a vivir ciento trece años, y el caso de Thomas Cam, que llegó a los doscientos siete años de edad consumiendo solamente dos comidas vegetarianas al día.

Sin embargo, en nuestra sociedad existe la creencia de que comer poco es sinónimo de debilidad o de que alguna enfermedad está a punto de suceder. Vemos que a los niños se les obliga desde muy pequeños a comerse todo lo que está en el plato. Es más, se ha utilizado la culpa como método de presión al insistirle a estos niños en lo afortunado que son al tener comida, y el pecado que significa no comerse todo lo que está en el plato mientras otros se mueren de hambre. Y aunque esto es muy cierto, porque somos realmente privilegiados en este país al poder tener acceso a alimentos de manera relativamente fácil, esa misma abundancia podría ser la causa de muchos males que han convertido a Estados Unidos en uno de los países menos sanos del planeta, con una población de casi ochenta millones de personas obesas.

Comer demasiado se ha relacionado con problemas de salud y envejecimiento prematuro, sobre todo por el tipo de alimento que se consume en Estados Unidos, altamente procesado y refinado, con aditivos químicos, azúcar, sal, grasa y proteína animal en exceso. Y las porciones son cada día más grandes, hamburguesas con triple carne, papas fritas extra grandes y una soda que puede llegar a tener hasta cuarenta onzas de tamaño, y lo peor es que muchos pagan un poquito más por el tamaño más grande para aprovechar y obtener más por su dinero y ¡se lo comen todo! Sin darse cuenta del daño que se están haciendo.

Varios estudios[8, 9, 10, 11] han demostrado que este estilo de alimentación, además del exceso de comida y la calidad de la misma, han sido factores importantes que han contribuido con la proliferación de problemas de salud como diabetes, obesidad, enfermedades cardiovasculares, hipertensión, infartos y cáncer.

En otras palabras, la forma, cantidad y calidad de lo que comemos nos está matando.

CAPÍTULO 3

¿Qué es el ayuno?

«Comer demasiado es como un veneno mortal para
cualquier constitución física y la causa principal
de todas las enfermedades».

MOSES MAIMONIDES[1]

Para muchas personas la palabra *ayuno* tiene que ver con un acto religioso, un sacrificio con el que se demuestra la fe y devoción a través de la fuerza de voluntad. Sin embargo, para ciertas personas, a pesar de su fe, dejar de comer no es nada fácil, aunque sea solo una vez al año. Hasta la idea de ayunar para la realización de exámenes médicos o antes de algún procedimiento o cirugía puede crear mucha ansiedad.

«Entonces, uhhh, ¿no puedo comer nada? ¿Puedo tomar agua? ¿Y mi café?». Estoy segura de que esto suena muy familiar porque todos hemos pasado por situaciones similares al menos una vez en la vida, y lo mejor es que hemos sobrevivido algunas horas sin comer... pero qué tal si te dijera que quizás durante esas horas le hiciste un favor a tu cuerpo y que, contrario a lo que pensamos, dejar de comer por periodos prolongados, no nos va a matar y sí nos puede curar de condiciones como la diabetes. Sigue leyendo...

Cada vez que dejamos de comer voluntariamente estamos ayunando. El ayuno es la abstención voluntaria de ingerir alimentos y bebidas por un periodo de tiempo. Algo que hacemos cada noche sin estar conscientes mientras dormimos.

El ayuno es tan viejo como la humanidad. No olvidemos que nuestros ancestros no tenían comida disponible todo el tiempo y dependían de lo que pudieran encontrar para comer, esto podía tardar días. Por lo tanto, en sus inicios el ser humano pasaba periodos de hambre y periodos de abundancia cíclicamente, por eso se piensa que nuestro organismo viene ya diseñado de forma genética para la práctica del ayuno, que se ha realizado a través de miles de años, no solo en tiempos de escasez, sino cuando los alimentos están presentes.

El doctor Herbert M. Shelton, quien condujo miles de ayunos en sus pacientes, escribió en 1934, en su libro *The Hygienic System* [El sistema higiénico] que el ayuno se ha utilizado para aliviar el sufrimiento humano de forma ininterrumpida durante diez mil años.[2] Para él, el ayuno es un descanso, una vacación fisiológica y una limpieza de casa que merece ser mejor conocida y más utilizada.

Eso ya era del conocimiento de los antiguos sabios de la historia como Sócrates, Aristóteles, Platón y Pitágoras, quienes hace más de cinco mil años ayunaban frecuentemente con la intención de purificar el espíritu, percibir mejor la verdad y gozar de claridad mental. Igualmente, Hipócrates, Paracelsus y Galeano utilizaban el ayuno como terapia medicinal para varias condiciones físicas.

El ayuno es parte fundamental de la mayoría de las religiones en el mundo. Su poder purificador es exaltado en religiones como el cristianismo, judaísmo, islam, budismo e hinduismo, en las cuales aún se practica como método de preparación ceremonial para buscar unión con la divinidad, encontrar las respuestas a los misterios de la vida y obtener la purificación del alma para recibir el perdón.[3]

Pero el ayuno también se ha utilizado con fines políticos cuando se realiza una huelga de hambre como método de presión para alcanzar soluciones a problemas específicos. Uno de los políticos más conocidos que lo ha realizado fue Mahatma Gandhi, quien ayunó durante 21 días para impulsar cambios en su país. Es notorio que él estaba familiarizado con el ayuno terapéutico y había leído los escritos del doctor Shelton, experto en ayunos y con el cual tuvo comunicación.[4]

En pocas palabras, los grandes sabios de la humanidad han visto al ayuno como una herramienta para el bienestar físico, mental y espiritual. La pregunta es: ¿por qué se ha perdido en gran parte esta tradición? ¿Y por qué hoy día dejar de comer es considerado como algo negativo, doloroso de hacer y sinónimo de enfermedades? No es difícil ver cómo cuando alguien se enferma lo primero que muchos recomiendan es darle de comer para que mejore, ¡aunque no quiera!

El malentendido

Lo cierto es que en la mayoría de los casos cuando una persona se enferma lo primero que pierde es el apetito. Igual sucede con nuestras mascotas que de pronto dejan de comer y en vez de jugar y comportarse como lo hacen normalmente, deciden quedarse tranquilas y dormir todo el día; ellas saben intuitivamente que esa es la fórmula para sanarse. Su sabia naturaleza les dice que lo único que necesitan en ese momento es un poco de agua y mucho descanso para recuperar su salud. Y por supuesto que nosotros los seres humanos comenzamos a preocuparnos al ver que no han tocado la comida, muchos intentan la misma técnica que usan con las personas y tratan de forzarlos a comer ante la mirada atónita del animalito.

En líneas generales, el ser humano puede estar sin comer alimentos sólidos hasta cuarenta días mientras se mantenga hidratado.[5] A pesar de que existe la convicción de que dejar de comer alguna de las comidas del día puede poner en riesgo la salud, la realidad es que podría ser todo lo contrario y dejar de comer por varias horas puede ser precisamente lo que el cuerpo necesita para mantenerse saludable.

Cada vez que comemos comienza el proceso de la digestión que, aunque no nos damos cuenta, es uno de los que más energía requiere para llevarse a cabo. Para digerir los alimentos que consumimos, el cuerpo necesita realizar un sinnúmero de funciones que son necesarias para que estos hagan el recorrido natural desde el momento en que se ponen en la boca hasta la eliminación de los desechos. Masticar, segregar enzimas digestivas, jugos gástricos, y la asimilación de los nutrientes, entre otras.

Pero todo este proceso tan complicado se detiene cuando se deja de comer y esa energía es utilizada por el cuerpo en la limpieza, desintoxicación y reparación del organismo, además se le da un descanso al tracto digestivo.

Ayuno es desintoxicación

Según el doctor Joel Fuhrman, el ayuno terapéutico, es decir aquel en el que no se come absolutamente ningún alimento sólido y solo se puede tomar agua, puede ser la diferencia entre vivir una vida llena de dolor, dependiendo de medicamentos y buscando alivio de médico en médico, y tener una existencia normal y libre de dolor hasta la vejez.[6]

Este tipo de ayuno tiene la capacidad de ayudar a eliminar tejidos como grasa, células anormales, placa de colesterol en las arterias y tumores, liberando tejidos enfermos en la circulación para su eliminación.[7]

Además, los poderosos efectos desintoxicantes del ayuno eliminan tóxicos a los que estamos expuestos diariamente. En el aire que respiramos, que está lleno de químicos proveniente de las emisiones de autos, camiones, aviones y fábricas. Los pesticidas, herbicidas y fungicidas que se encuentran en los alimentos, además de los aditivos que le ponen a las comidas y bebidas procesadas. Los contaminantes que se encuentran en el agua como el cloro, el fluoruro y los medicamentos desechados por personas que los consumen y que permanecen en el agua aun después de ser tratada. También se encuentran sustancias como los polifluoroalquilo o perfluoroalquilo (PFASs) que han sido reconocidas como carcinógenas y causantes de otros problemas de salud como la obesidad y los desajustes hormonales. Otras fuentes de contaminación son los productos cosméticos que utilizamos todos los días, los de limpieza, los materiales con que se confeccionan las prendas de vestir, etc.

Algunas personas no están de acuerdo con la práctica de la desintoxicación ya que piensan que no es necesaria porque el cuerpo tiene su propio mecanismo para la eliminación de toxinas en cuatro de sus órganos: la piel, los pulmones, el hígado y los riñones. Sin embargo, los expertos en procesos de desintoxicación aseguran que cuando la carga de toxinas es tan grande como la que recibimos hoy en día en nuestro medio ambiente, el cuerpo necesita de este tipo de intervenciones de vez en cuando para asistirlo y poder eliminar el exceso de toxinas.

CAPÍTULO 4

Beneficios del ayuno

«En un lapso de cuatro días de ayuno, los participantes
comparten que la concentración parece mejorar, el pensamiento
creativo se expande, la depresión se va, el insomnio se acaba,
la ansiedad se desvanece, la mente se vuelve más tranquila.
Es mi hipótesis que cuando las toxinas del cuerpo son
eliminadas de las células cerebrales, la función
mente-cerebro mejora significativamente. También he
observado como una alegría natural comienza a aparecer».

GABRIEL COUSENS[1]

El doctor Joel Fuhrman asegura que muchas personas no comprenden la relación que existe entre lo que comen, su estilo de vida y las enfermedades crónicas como artritis, osteoporosis, infecciones recurrentes, alergias, acné, asma y sinusitis.[2] Y lo peor, dice, es que tanto las autoridades como la mayoría de los médicos y nutricionistas recomiendan a sus pacientes la misma dieta que en un principio fue la causante de todas estas enfermedades, y a muchos se les asegura que lo que comen nada tiene que ver con su problema de salud.

Él está convencido de que un cambio en la alimentación no solo puede prevenir, sino también revertir enfermedades. Pero también este experto recomienda el ayuno terapéutico como método para deshacer el daño causado al cuerpo por las dietas modernas y revertir enfermedades, ya que el cuerpo tiene la capacidad de sanarse a sí mismo cuando se le quitan los obstáculos.

«En un corto periodo de tiempo, individuos alérgicos y llenos de mucosidad limpian sus pasajes nasales, los asmáticos comienzan a respirar con más facilidad, los que sufren de artritis reportan mejoría en su dolor y los pacientes cardiacos comienzan a aumentar la circulación en sus corazones, comenzando así su sanación», afirma.

Aclara que si el ayuno terapéutico —en el que solamente se permite tomar agua por un periodo prolongado de tiempo y no se pueden consumir alimentos sólidos— no lleva a la persona a una recuperación total, tampoco le hará daño.

Pero a la vez asegura que el ayuno terapéutico, acompañado antes y después de una buena nutrición, ha permitido a muchos pacientes evitar cirugías o el uso de medicamentos que les fueron recetados de por vida. Además, tiene efectos antiinflamatorios esenciales para la recuperación de enfermedades autoinmunes, también previene la formación de coágulos de sangre que pueden causar un ataque al corazón, reduce la presión sanguínea, los vasos sanguíneos comienzan a suavizarse y deshacerse de la placa esclerótica, y es efectivo contra los fibromas uterinos, tumores benignos, la sinusitis, las alergias, el asma y la pérdida de peso.

Muchos de estos beneficios no solo se obtienen con el ayuno terapéutico que requiere, en la mayoría de los casos, supervisión médica, también hacerlo de forma intermitente ofrece muchas ventajas.

Pero ¿cuál es la evidencia científica actual? La mayoría de las investigaciones iniciales acerca de los beneficios del ayuno intermitente se han hecho en animales y no en seres humanos, y sus resultados han sido considerados prometedores[3] ya que han mejorado los marcadores biológicos de enfermedades, disminuido el estrés oxidativo y mejorado el funcionamiento de la memoria.

En *The Fast Diet*, el doctor Mosley se refiere a un artículo titulado: «Ayuno: Mecanismo molecular y aplicación clínica» que apareció en la publicación científica *Cell Metabolism* en el cual se observaron algunos de los más recientes estudios hechos en animales y seres humanos concluyendo que el ayuno disminuye muchas de las afecciones que promueven el envejecimiento, como el daño oxidativo y la inflamación, mientras aumenta la habilidad del cuerpo para protegerse y repararse a sí mismo. Además de ayudar a disminuir la obesidad, hipertensión, el asma y la artritis reumatoide.[4]

La diabetes

Cuando comencé a investigar más a fondo sobre el ayuno intermitente me pareció sorprendente la cantidad de beneficios para la salud, sobre todo su potencial para curar la diabetes.

En la actualidad, cuando un niño latino nace ya tiene un cincuenta por ciento de posibilidades de sufrir esta enfermedad, y los adultos tienen más del doble de riesgo de desarrollarla que las personas caucásicas. Esta enfermedad, a la que la Asociación Americana de la Diabetes califica como un problema urgente para los latinos, se ha considerado incurable hasta el presente por los expertos en la materia. Sin embargo, en los últimos años hemos visto como con diferentes técnicas basadas en cambios de alimentación y estilos de vida, muchas personas han podido revertir la enfermedad y declararse curadas.

La primera vez que escuché sobre esta posibilidad de cura fue a través del trabajo del doctor Gabriel Cousens quien, desde muy temprano en su carrera, decidió no aceptar lo que le enseñaban en la escuela de medicina cuando catalogaban a la diabetes como una enfermedad incurable y comenzó por su cuenta a investigar la forma natural de tratar la enfermedad. Los esfuerzos de este médico pionero en el campo de la cura de la diabetes dieron frutos y desde 1970 ha estado curando no solo este mal, sino también la hipoglicemia y otras enfermedades crónicas. Él está convencido de que las personas necesitan volver al modo natural usando la dieta y el ayuno para curar la mayoría de las enfermedades crónicas. En 2008 publicó en inglés su libro *Hay una cura para la diabetes*, donde aseguraba que con un programa de veintiún días las personas podían revertir completamente la diabetes tipo 2 a través de la alimentación crudo-vegana –a base de alimentos crudos y sin productos derivados de los animales– los procesos de desintoxicación con jugos verdes, además del control del estrés, entre otros.

En una entrevista me explicó que además de desintoxicar, el ayuno reestablece el programa de epigenética, que es lo que controla a los genes, y que se degenera por años de enfermedad y medicamentos. Por lo tanto, cuando se realiza un ayuno se mejora el programa epigenético y se encienden de nuevo los genes sanos, es entonces cuando se consigue curar la diabetes. Para él, la clave de la curación más profunda está en un cambio de estilo de vida que involucre alimentación sana, dormir lo suficiente y vivir saludablemente, ya que los genes siempre están cambiando en dependencia de la forma en que sean tratados. Por lo tanto, consumir comida chatarra, dormir poco y no llevar una vida sana hará que el programa epigenético degrade sus genes y comiencen las enfermedades crónicas.

La diabetes tipo 2 es una enfermedad de resistencia a la insulina, una hormona producida en el páncreas para regular los niveles de azúcar en la sangre cada vez que comemos, especialmente carbohidratos. Cuando los niveles del azúcar en la sangre se elevan, el páncreas segrega insulina para que mueva la glucosa de la sangre a los tejidos y ser utilizada como fuente de energía para la realización de las funciones normales del cuerpo, mientras la que sobra la almacena en el hígado o los músculos. Lo que sucede es que cuando comemos demasiados carbohidratos y azúcar, el cuerpo se ve forzado a crear más y más insulina para mantener el equilibrio, pero llega el momento en que las células que están sobrecargadas de glucosa no reaccionan y se hacen resistentes a la insulina. Eventualmente las células dejan de responder a la insulina y los niveles del azúcar en la sangre se mantienen altos permanentemente, ahí es cuando se desarrolla la diabetes tipo 2. Una enfermedad que afecta a más de trescientos millones de personas en el mundo y que está asociada con un aumento en el riesgo de ataques al corazón, impotencia, accidentes cerebrovasculares, problemas renales, ceguera y amputaciones.

Al principio, la diabetes tipo 2 puede ser tratada con pequeñas cantidades de medicina que estimulen la producción de insulina, pero después de varios años, esa cantidad no es suficiente y la dosis debe aumentarse.[5] Así comienza un ciclo donde se siguen aumentando sucesivamente la cantidad de medicinas para incrementar la producción de insulina hasta que se hace necesario el uso directo de insulina en dosis cada vez más altas.

A pesar de que estos tratamientos ayudan a controlar los niveles del azúcar hasta cierto punto, no llegan a mejorar la enfermedad, que continúa empeorando con el paso del tiempo dejando al paciente en una especie de limbo, esperando que aparezcan medicinas que le ayuden a mantener la enfermedad controlada, pero con un futuro incierto y nada prometedor. Por eso el doctor Fung asegura que el error ha sido tratar a la diabetes como un problema de azúcar alta y no como uno de insulina alta ya que, según él, el azúcar es el síntoma y la resistencia a la insulina, la enfermedad. Hasta ahora lo normal ha sido controlar el azúcar, es decir el síntoma, pero se ha demostrado que a pesar de que la diabetes se mantenga controlada, todavía los pacientes pueden sufrir complicaciones como hipertensión, enfermedades de los ojos y los riñones y accidentes cerebrovasculares.

Por lo tanto, la solución es muy simple para él: en lugar de bajar los niveles de azúcar en la sangre es necesario bajar los de la insulina y tratar la diabetes como una enfermedad dietética, no como una enfermedad crónica progresiva. Como ejemplo expone el caso de personas obesas que después de haberse sometido a cirugías bariátricas logran revertir su diabetes casi inmediatamente. Él no recomienda este tipo de procedimientos ya que asegura que ha visto los mismos resultados en sus pacientes con la práctica del ayuno intermitente.

La pérdida de grasa

A pesar de que el ayuno intermitente no es una dieta, sino una forma de alimentación, muchas personas lo practican para perder peso, ya que permite que el cuerpo queme más grasa.

Recordemos que cuando comemos, ingerimos más energía de la que el cuerpo necesita inmediatamente, por lo que debe ser almacenada para utilizarse en el futuro. Este es el trabajo de la insulina, que la almacena primero en el hígado, en forma de glucógeno, donde existe un límite en la cantidad que se puede depositar. Cuando este límite se rebasa, el cuerpo convierte ese glucógeno en grasa y la guarda en el hígado y en los depósitos de grasa del cuerpo donde no existen límites y se puede almacenar cualquier cantidad de esta.

Rara vez el cuerpo necesita utilizar esos depósitos de grasa porque cuando come recibe nuevamente energía de los alimentos de forma inmediata.

Pero cuando ayunamos, es decir cuando dejamos de comer, el cuerpo ya no recibe alimentos, por lo tanto, se ve forzado a recurrir a los depósitos de grasa que tiene almacenados y utilizar la grasa como combustible para poder funcionar.

Al mismo tiempo como el cuerpo no está recibiendo alimentos, no segrega insulina y, por lo tanto, los niveles de esta hormona bajan. Algo muy positivo porque cuando estos niveles están altos, el cuerpo está almacenando grasa constantemente.

Se requiere de al menos ocho horas para metabolizar las reservas de glucógeno y para que el cuerpo comience a quemar grasa como combustible al no recibir alimentos. Sin embargo, hoy en día son pocas las personas que pasan ese periodo de tiempo sin comer. Entre el desayuno, el almuerzo y la cena, además de las tres o cuatro meriendas entre comidas, transcurre un periodo no mayor de cuatro horas. Además, son pocas las personas que duermen ocho horas diarias. En estas condiciones, el organismo está constantemente elevando sus niveles de insulina y azúcar en la sangre. Pero cuando se ayuna, estos se reducen y mientras más prolongado sea el ayuno, más dramática es la disminución.

Esta quema de grasa trae como consecuencia no solo la pérdida de peso, sino una reducción importante del porcentaje de grasa corporal, sobre todo en el abdomen.

Mi experiencia

Cuando comencé a hacer el ayuno 16:8, es decir, un tipo de ayuno donde no se come nada sólido durante dieciséis horas y luego hay una ventana alimenticia de ocho horas, me sentí sumamente frustrada, en primer lugar, porque al principio no sabía mucho de los detalles y ajustes necesarios para realizar este ayuno, y fracasé.

La segunda vez que traté de hacerlo esperaba perder hasta media libra de peso al día, tal y como había leído en varias publicaciones. Al principio iba bien, mucho mejor que la primera vez que lo intenté, meses antes, además había leído que tomaba un par de semanas para comenzar a ver resultados, pero cuando ya iba a entrar en la semana número tres y mi peso se mantenía igual, me sentí defraudada, no podía entender qué pasaba si estaba haciendo todo bien, dejaba de comer durante dieciséis horas y, en algunas oportunidades, hasta veinte horas –no a propósito, sino porque a veces se me pasaba el tiempo y no comía– pero mi peso permanecía igual.

Cuando estaba a punto de cambiar el tipo de ayuno decidí medirme la cintura de nuevo y, para mi sorpresa, ¡había perdido un poco más de una pulgada de circunferencia en tan solo quince días! Eso lo cambió todo, porque me parecía sorprendente que en tan poco tiempo hubiese bajado más de una pulgada de cintura, algo para mí mucho más importante que haber perdido unas cuantas libras, que quizás hubieran sido muy fáciles de recuperar como con todas las dietas. Quemar esa grasa con dietas o ejercicios no es fácil. Además de que me hubiese tomado mucho más tiempo y requerido rutinas intensivas de entrenamiento con alta restricción calórica. Por eso continué ayunando y comencé a buscar información que me ayudara a hacerlo de una forma más efectiva; estos detalles te los cuento más adelante en el capítulo 15.

Las razones por las que se pierde peso con el ayuno intermitente son varias. En primer lugar, porque se deja de consumir una comida o más al día, lo que significa que se disminuye la cantidad de calorías que se ingieren. Claro que esto es contando con que las personas no traten de compensar lo que no comieron y se atraganten durante el periodo de alimentación. Sin embargo, algo así es difícil que suceda ya que después de un periodo de ajuste el apetito disminuye por sí solo y los antojos por alimentos ricos en carbohidratos desaparecen. Además, tratar de compensar todas las calorías que se consumen normalmente puede ser difícil. No olvidemos que algunas personas con obesidad y sobrepeso pueden llegar a ingerir hasta cinco mil calorías al día, ¿se imaginan comer todo eso en solo ocho horas?

Pero la pérdida de peso con el ayuno intermitente se debe también a otros factores que van más allá de la reducción calórica. Para nadie es un secreto que las dietas no funcionan a largo plazo. Al comienzo casi todas las personas experimentan pérdida de peso de forma inmediata, pero eventualmente se produce lo que se conoce como «plateau» que es cuando la persona se estanca y no continúa rebajando, lo que la obliga a incrementar la cantidad de ejercicios o disminuir aún más el número de calorías. Este es el punto en el cual muchos renuncian, ya sea porque ese estilo de vida es insostenible, o porque el cuerpo en su sabiduría natural, regula sus propios mecanismos y trata de protegerse de una pérdida de peso excesiva. Por eso trata de volver al peso que considera apropiado o al mismo que se tenía antes de la dieta, a la vez comienza un aumento en el apetito y todo esto lleva, lamentablemente, no solo a volver al punto donde se comenzó, sino a ver que la balanza ahora marca más peso del que se tenía en un principio.

Por años se ha hablado de la importancia de contar calorías con la idea de quemar las suficientes para evitar el aumento de peso o provocar su pérdida. Sin embargo, no todas las calorías son iguales y esa fórmula matemática de «calorías que entran y calorías que salen» no funciona.

En su libro *The Calorie Myth* (*El mito de las calorías*), Jonathan Bailor establece que el cuerpo humano no puede ser reducido a esa ecuación matemática donde se espere que contando el número de calorías que se ingieren contra el número de calorías que se queman se pueda perder peso.[6] Según él, al igual que el cuerpo regula automáticamente la presión sanguínea y los niveles de azúcar en la sangre, también balancea de manera automática el consumo y gasto de calorías dentro de un rango normal. Lo que quiere decir que si el organismo de pronto ve su ingesta de calorías reducida de forma drástica va a comenzar a ahorrarlas eventualmente y a quemar menos como medida de protección. Explica que la fórmula de contar las calorías y hacer más ejercicios para perder peso está equivocada, a pesar de que siempre se ha pensado como la ideal, porque al igual que el cuerpo produce más orina cuando se bebe más agua o exhala más aire cuando se aspira más profundamente, el cuerpo humano quema más calorías cuando se consumen más. De otra forma cómo se explica que la pérdida de peso se detenga en un punto determinado. Si la fórmula matemática fuera correcta, veríamos cómo las personas que cuentan y reducen las calorías que consumen y hacen más ejercicios para quemarlas irían desapareciendo poco a poco ¡hasta morir! Pero el cuerpo es mucho más inteligente que eso y no se deja morir tan fácilmente.

Además, no todas las calorías son iguales; cuando se consumen calorías provenientes de los vegetales, muchas de ellas son excretadas en forma de fibra, mientras que las calorías de los carbohidratos son almacenadas en su totalidad como glucógeno o grasa cuando no se usan como energía.

Bailor se refiere además a la importancia de la hormona insulina como causa directa de la obesidad, asegurando que es la insulina y no las calorías que se ingieren lo que bloquea la quema de grasa. Pero lo que se come es lo que hace que el cuerpo produzca más insulina al punto de provocar resistencia a esta hormona, creándose de esta forma un ciclo que a la larga puede llevar a enfermedades crónicas. Niveles altos de insulina no permiten que el cuerpo queme grasa. Cuando se tiene resistencia a la insulina las células ya no son sensibles a esta hormona y, por lo tanto, cantidades normales de insulina no son capaces de transportar la glucosa a la célula creando una acumulación de glucosa en la sangre. Para compensar, el cuerpo entonces produce más insulina con el fin de forzar a la glucosa dentro de la célula, todo esto lleva a mantener niveles altos de insulina todo el tiempo, lo que bloquea la quema de grasa y sigue enviando el mensaje al cuerpo de que debe seguir almacenando la energía como grasa.

Lo ideal es disminuir los niveles de insulina, sin embargo, la resistencia a la insulina hace que se segregue más insulina y esto a su vez aumenta la resistencia. Un ciclo que según el doctor Fung se puede romper solamente disminuyendo los niveles de la hormona.

«Para quemar grasa tienen que pasar dos cosas: tienes que quemar casi todo el glucógeno almacenado y los niveles de insulina deben bajar lo suficiente para que se liberen los depósitos de grasa».[7]

Algo que según asegura el doctor Fung, no es fácil, porque en el momento en que el nivel del glucógeno almacenado comienza a bajar, el cuerpo lanza señales de hambre para que la persona coma más y cuando esta no come lo suficiente para rellenar los depósitos de glucógeno, por ejemplo cuando hace dieta, la insulina permanece alta y por lo tanto la grasa no es liberada para su consumo. Al cuerpo solo le queda desacelerar el metabolismo para que se consuma menos energía.

En otras palabras, nuestro cuerpo es inteligente y sabe cómo protegerse de la hambruna. Además, mantiene sus depósitos de grasa para momentos de emergencia y no los usa mientras exista una ingesta de alimentos, aunque sea poca. Al no ser suficiente disminuye el metabolismo para ahorrar energía. Es aquí cuando la persona a dieta deja de perder peso. Por eso las dietas funcionan al principio, pero cuando el cuerpo se da cuenta de que la cantidad de calorías ingeridas se mantiene más baja de lo normal por mucho tiempo, decide enfrentar esta nueva situación ahorrando energía y deteniendo la pérdida de peso.

Un ejemplo de esta situación es el caso de los participantes en el programa de TV «The Biggest Loser» que al ser sometidos a dietas estrictas muy bajas en calorías y extenuantes horas de ejercicios intensivos lograron perder enormes cantidades de peso, sin embargo, lo que pocos saben es que después de seis años, trece de los catorce participantes aumentaron de nuevo el peso perdido y más, porque su metabolismo se desaceleró significativamente al tratar de conservar energía.

Para el doctor Fung la causa escondida de la obesidad es un desequilibrio hormonal y no calórico. Por lo tanto, cuando se quiere perder peso es necesario mejorar la sensibilidad a la insulina, que es cuando el cuerpo solo necesita una pequeña cantidad de esta hormona para realizar sus funciones de uso y almacenamiento de la glucosa.

Esto se logra con el ayuno intermitente porque mantiene bajos los niveles de insulina, lo que hace que el cuerpo pueda acceder a la grasa almacenada y quemarla como energía, aunque aún tenga glucosa disponible.[8]

Además de ayudar con la diabetes y la obesidad, dos condiciones que afectan no solamente a los hispanos, sino a millones de personas en el mundo entero, el ayuno protege a varios órganos esenciales como el corazón y el cerebro.

El ayuno y el corazón

Como vimos, uno de los resultados de ayunar es que facilita la pérdida de peso, lo cual previene la progresión de la diabetes y como consecuencia mejora el riesgo cardiovascular.[9]

Además, puede limitar la inflamación, disminuir la presión sanguínea, reducir el colesterol LDL o malo, los triglicéridos y mejorar la sensibilidad a la insulina.

La reducción de la grasa abdominal es quizás uno de los efectos más importantes y beneficiosos de este estilo de vida, ya que esta es la grasa que se conoce como visceral, considerada la más peligrosa que tenemos en nuestro cuerpo. Esta grasa que rodea a los órganos del abdomen, tales como el hígado, el páncreas y los riñones, está relacionada con un aumento en el riesgo de problemas metabólicos y enfermedades cardiovasculares, además de diabetes tipo 2. La grasa visceral bombea citoquinas, productos químicos que conducen a la inflamación y puede tener efectos destructivos en la sensibilidad de las células a la insulina, la presión sanguínea y la coagulación de la sangre.[10] Además, está directamente relacionada con el colesterol total y el malo o LDL altos, el colesterol bueno o HDL bajo y la resistencia a la insulina.

La grasa visceral está también asociada con un aumento de los triglicéridos y la presión. Como no es fácil determinar cuánta de la grasa que se tiene almacenada es visceral o subcutánea, lo mejor es saber que cuando se tiene una circunferencia de la cintura mayor de cuarenta pulgadas en los hombres y treinta y cinco pulgadas en las mujeres estamos poniendo nuestra salud en riesgo y es necesario bajarla.

El ayuno y el cerebro

Una de las cosas que noté más rápidamente cuando comencé a hacer el ayuno intermitente fue la claridad mental que sentí de un día para otro. A veces uno tiene tantas cosas en la cabeza que es difícil por momentos pensar con claridad: el trabajo, la casa, los hijos, las cuentas, las compras, etc., todo esto crea una especie de neblina mental de la que uno ni se da cuenta hasta que desaparece. Esto realmente me sorprendió, porque en realidad creo que no había notado lo que me estaba perdiendo; pensar claramente en medio de tantas cosas es verdaderamente uno de los beneficios más tangibles y rápidos del ayuno intermitente, al menos lo fue para mí.

En realidad, uno pensaría que no comer por varias horas tendría el efecto contrario y el cerebro entraría en una neblina mucho más densa al no tener comida. Sin embargo, cuando ayunamos sucede todo lo contrario y nuestro cerebro entra en una fase activa y alerta.

Se cree que esta claridad mental fue lo que mantuvo con vida a los seres humanos prehistóricos, ya que al no tener alimentos disponibles, como nosotros los tenemos hoy en día, y solo comer de vez en cuando, tenían que estar muy ágiles mentalmente y así poder buscar los alimentos necesarios para sobrevivir.

Personalmente, cuando hago trabajos que involucran procesos mentales prefiero hacerlos con el estómago vacío, ya que después de comer la agilidad mental nunca es la misma que cuando no hemos comido.

Uno de los beneficios que tiene el ayuno en el cerebro es que activa la autofagia, un proceso de limpieza celular que puede ayudar a remover proteínas dañadas del cuerpo y el cerebro. Se cree que la enfermedad de Alzheimer podría ser causada por la acumulación anormal de la proteína amiloide, por lo tanto, ayunar podría ayudar al cuerpo a deshacerse de la misma.

El doctor David Perlmutter es un neurólogo reconocido mundialmente y autor de varios libros mejores vendidos en el mundo. En su libro *Grain Brain* (*Cerebro de pan*) se refiere a los beneficios del ayuno para el mejor funcionamiento del cerebro.

«Cuando la comida no está disponible después de unos tres días, el hígado comienza a usar la grasa del cuerpo para producir cetonas. Es aquí cuando el beta-HBA (un tipo de cetona) sirve como una excelente fuente de energía muy eficiente para el cerebro permitiéndonos funcionar cognitivamente por largos periodos durante la escasez de alimentos».[11]

Él asegura que cuando el cerebro comienza a utilizar grasa en vez de glucosa en forma de cetonas, este funciona mejor permitiendo que la persona se mantenga más astuta y hábil.

En su libro ofrece un programa de cuatro semanas para realizar los cambios necesarios para un estilo de vida que mejore la salud en general y el funcionamiento del cerebro evitando el consumo de carbohidratos.

Lo primero que recomienda en este programa es hacer un ayuno con solamente agua durante veinticuatro horas como una forma de acelerar el cambio del cuerpo hacia el uso de grasa como fuente de energía generando un efecto beneficioso para la salud del cuerpo y el cerebro.

Por años escuchamos que las células de nuestro cerebro no se regeneraban y que los daños que sufrieran eran irreversibles. Pero hoy se sabe que el cerebro tiene la capacidad de adaptarse, regenerarse y hacer crecer nuevas células y conexiones, esto es lo que se conoce como neuroplasticidad. Uno de los factores que desempeña un rol importante en todo esto es una familia de proteínas llamadas BDNF o factor neurotrófico derivado del cerebro, necesarias para la realización de estos cambios y el crecimiento de nuevas neuronas en el cerebro. El ayuno intermitente aumenta de forma masiva la producción de esta proteína y la de nuevas células que pueden mejorar el funcionamiento del cerebro en áreas de aprendizaje, memoria y regulación del humor.

Uno de los investigadores que más se ha dedicado a este fenómeno es Mark Mattson, un profesor de neurociencia de la escuela de medicina Johns Hopkins y jefe de laboratorio de Neurociencia en el Instituto Nacional sobre el Envejecimiento, cuyos estudios en animales de laboratorio señalan que el ayuno puede ayudar a combatir enfermedades como el Alzheimer, la demencia y pérdida de la memoria. Él compara los beneficios del ayuno intermitente con los ejercicios físicos, que también ayudan a incrementar la producción de BDNF.[12]

El efecto del ayuno en las hormonas

Además de ayudar a promover la sensibilidad a la insulina como vimos en capítulos anteriores, el ayuno provoca cambios favorables que ayudan a regular otras hormonas en el cuerpo.

Aumenta la hormona del crecimiento (HGH, por sus siglas en inglés). Esta hormona producida por la glándula pituitaria, desempeña un papel importante en el crecimiento y desarrollo de los niños, pero también es vital para mantener la juventud en la edad adulta.

La hormona del crecimiento humano o HGH tiene efectos en la composición del cuerpo, la reparación celular y el metabolismo. Esta hormona, conocida también como la hormona del *fitness* o estado físico, ayuda en el crecimiento de los músculos, la densidad ósea, la fuerza, el desenvolvimiento atlético y la recuperación de heridas y enfermedades. Cuando se segrega, se mantiene activa en el flujo sanguíneo solo unos minutos para ser convertida por el hígado en factor de crecimiento.

Con el paso del tiempo, sus niveles van disminuyendo y a partir de los treinta años de edad comienza a declinar en un dos por ciento anualmente trayendo como consecuencia un aumento de la grasa corporal, sobre todo en el abdomen, más pérdida de masa muscular y ósea. Esto puede desembocar eventualmente en problemas como la osteoporosis y obesidad.

Al principio de los años 80 esta HGH fue sintetizada en laboratorios y se convirtió en la panacea de muchas personas mayores que intentaban recuperar su juventud y también de atletas que querían mejorar su desenvolvimiento y desarrollo muscular. Sin embargo, las inyecciones de la hormona sintética tienen efectos secundarios no deseados, como un aumento en los niveles de azúcar en la sangre, prediabetes, incremento en la retención de líquido y de la presión sanguínea, además de un aumento en el riesgo de sufrir cáncer de próstata y problemas del corazón con su uso prolongado.[13]

La buena noticia es que estudios han demostrado que ayunar puede elevar los niveles de la hormona del crecimiento en mil trescientos por ciento en las mujeres y dos mil por ciento en los hombres,[14] sin efectos secundarios y con más beneficios, porque esta hormona además ayuda a quemar grasa, mejora los niveles atléticos y desacelera el proceso de envejecimiento.

Normaliza la grelina o la hormona del hambre. A la grelina se le conoce como la hormona del hambre, su función es enviar señales al cerebro cuando el estómago, donde es secretada, está vacío. Una vez que la persona come, la hormona no es secretada y sus niveles regresan a la normalidad. Sin embargo, en las personas con sobrepeso y obesas, los niveles de esta hormona no desaparecen y continúan enviando la señal al cerebro de que hay que comer. El ayuno intermitente normaliza los niveles de la grelina haciendo que el hambre vaya desapareciendo con el paso de los días.

Aumenta la sensibilidad a la leptina. Esta hormona, que es producida por las células de grasa, es también conocida como la hormona de la saciedad y ayuda con el control del apetito. Cuando una persona come, esta hormona es segregada enviándole la señal al cerebro de que la persona está llena y no necesita más alimentos. Esta es la forma en que las reservas de grasa le hablan al cerebro y le hacen saber cuánta energía hay disponible y qué hacer con ella. Por eso cuando todo está funcionando bien y una persona come y se llena, la grasa extra provoca aumento en el nivel de leptina dándole la señal al cerebro para que deje de sentir hambre, de comer y de almacenar grasa, y que comience a quemarla. Pero cuando hay una sobreexposición a esta hormona, ya sea por la ingesta excesiva de alimentos altos en azúcar y procesados, la persona puede volverse resistente a la leptina, al igual que lo hace con la insulina, y el cerebro no recibe con claridad las señales de las células de grasa de que hay que parar de comer, entonces en lugar de quemar grasa continúa almacenándola.[15]

El ayuno intermitente aumenta la sensibilidad a la leptina, disminuyendo los niveles de esta hormona al igual que lo hace con la insulina. El resultado es un mejor control del hambre, más quema y menos almacenamiento de grasa.

Además el ayuno...

Aumenta la vida útil. Estudios científicos han comprobado que las células del cuerpo reaccionan al ayuno intermitente de la misma forma que lo hacen ante el estrés que representa para el sistema hacer ejercicios físicos; cuando el organismo es expuesto a este tipo de estrés saludable, ya sea con el ayuno o los ejercicios, el cuerpo se ve obligado a crear cambios a nivel celular que ayudan a aumentar el tiempo de vida. En un estudio se determinó que el ayuno intermitente además protege a varios tejidos de enfermedades con mecanismos que aumentan la resistencia celular al estrés.[16] En otras palabras, cuando el cuerpo sufre el estrés de no comer por varias horas termina siendo más fuerte y respondiendo de forma más productiva.

Promueve la autofagia. En otras palabras, comerse a sí mismo. Este es un proceso en el que el cuerpo descompone y recicla células viejas y dañadas para comenzar luego con la creación de nuevas células y reemplazar las que fueron destruidas. Cuando este proceso se detiene, entre otras razones por altos niveles de glucosa, insulina y proteína, las células viejas se acumulan acelerando el proceso de envejecimiento y de enfermedades como el cáncer. También comiendo durante todo el día, las tres comidas y meriendas, se detiene el proceso de autofagia, que además tiene un rol importante, como vimos anteriormente, en la prevención de la enfermedad de Alzheimer, ya que elimina la proteína amiloide que está acumulada en el cerebro de quienes padecen este mal.[17]

Disminuye los niveles de producción de la hormona IGF-1 (factor de crecimiento semejante a la insulina tipo 1 o factor de crecimiento de la insulina). Esta hormona promueve el crecimiento en casi todas las células del cuerpo. Este efecto es necesario en la etapa de desarrollo de los niños y jóvenes, pero en la edad adulta podría llevar al envejecimiento acelerado y al desarrollo de cáncer.[18]

El ayuno también...

- Mejora las bacterias buenas en los intestinos
- Elimina la retención de líquidos en el cuerpo, ya que la insulina retiene sal y agua en los riñones
- Reduce el colesterol en la sangre
- Elimina el estrés oxidativo, pues reduce la acumulación de radicales libres en las células previniendo lo relacionado con el envejecimiento y las enfermedades[19]
- Revierte el proceso de envejecimiento; el estrés que produce el ayuno en las células hace que se hagan más resistentes a la enfermedad y el envejecimiento
- Mejora la concentración
- Aumenta la energía
- Elimina los antojos del azúcar
- Reduce la inflamación
- Fortalece el sistema inmunológico
- Puede ayudar a prevenir el cáncer

El ayuno hace la vida más simple:

- Se cocina menos
- Se limpia menos
- Se gasta menos tiempo
- Se ahorra dinero
- Es gratis
- Es flexible
- No requiere productos especiales

Quiénes no deben hacer el ayuno

A pesar de todos los beneficios del ayuno que hemos visto, no todas las personas lo pueden hacer. Estas son:

- Mujeres embarazadas
- Mujeres amamantando
- Mujeres tratando de quedar embarazadas
- Mujeres con historia de amenorrea (falta del periodo)
- Menores de 18 años
- Personas que sufran malnutrición o estén por debajo de su peso
- Cuando se sufre de algún desorden alimenticio como bulimia o anorexia

También deben consultar con su médico y hacer el ayuno bajo supervisión quienes sufran de enfermedades o condiciones como:

- Presión sanguínea baja
- Diabetes tipos 1 y 2
- Problemas para regular el azúcar en la sangre
- Gota
- Reflujo gástrico

Y por supuesto quienes estén tomando medicamentos.

A pesar de que el ayuno en sí no es peligroso, mucho menos cuando se siguen los lineamientos de cada protocolo y se toman las precauciones necesarias, es muy importante y necesario saber escuchar las señales del cuerpo y dejar de ayunar en el momento en que este proceso, en cualquiera de sus modalidades, produzca malestar y debilidad en exceso al punto que interfiera con la vida diaria. A veces es mejor parar y prepararnos mejor para una próxima oportunidad.

En cuanto a efectos secundarios del ayuno se podría decir que el más común es el hambre, pero como veremos más adelante en el libro, existen fórmulas para controlarlo y por lo general, con el paso del tiempo, el hambre va desapareciendo al igual que los antojos por alimentos altos en carbohidratos y azúcar.

CAPÍTULO 5

Tipos de ayuno

*«El descubrimiento más grande del hombre
moderno es poder rejuvenecerse de manera física,
mental y espiritual con el ayuno racional».*

PAUL BRAGG[1]

Hace muchos años comenzó mi interés por la nutrición, ya estaba trabajando como reportera de salud para la cadena Univisión y esto me había permitido investigar y aprender mucho sobre los tratamientos de la medicina convencional y las posibilidades de curar y ayudar a quienes estaban enfermos. Sin embargo, con el paso del tiempo comencé a sentirme frustrada al ver las limitaciones de la ciencia para resolver muchos problemas de salud o encontrar curas para muchas enfermedades, a pesar de que cada año se otorgaban fondos para investigaciones –yo misma participé en caminatas que se realizaban con el fin de recolectar dinero para varias investigaciones en la búsqueda de curas que aún hoy no llegan. Y no solo era que la medicina convencional se quedara corta en respuestas, sino que además, para muchos acceder a sus servicios era (y aún es) imposible por no tener seguro médico que los cubriera o porque su seguro era insuficiente. Y sí, aunque había grandes adelantos científicos, estos eran inalcanzables para quienes los requerían porque estaban en proceso de estudio, costaban muchísimo o no estaban cubiertos por las compañías de seguro. Esa desilusión me impulsó a buscar respuestas a través de entrevistas, libros y estudios relacionados con otros métodos que, aunque menos ortodoxos, parecían ayudar a muchos. Todo esto me ayudó a entender en un contexto mucho más amplio lo que en realidad significa estar sano.

Exploré todos los ámbitos de la salud que pude, sobre todo cuando conocía a personas que me aseguraban haber encontrado, si no una cura, al menos un alivio a sus males con métodos que poco tenían que ver con la medicina convencional. Me interesé muchísimo en la llamada medicina energética y cuántica, así como en la medicina china, el Ayurveda, la herbolaria y los remedios naturales. También conocí y vi en acción a chamanes, curanderos y sanadores energéticos; presencié la imposición de manos, el Reiki, los masajes y el uso de los cristales, además del uso de recursos más espirituales como la oración. Por otra parte, indagué acerca del poder de la mente y finalmente me dediqué a estudiar la importancia de la nutrición.

Así como la medicina convencional tenía sus límites, ninguna de estas técnicas en particular contaba con la respuesta mágica para todo. Y es que en realidad hoy en día creo que una combinación de estos factores puede ayudar a muchas personas dependiendo de cada caso. Lo importante es no cerrarse a las posibilidades teniendo siempre cuidado de no caer en falsas promesas que tanto abundan, no solo fuera de la medicina convencional, sino también dentro de ella.

Desde entonces, la nutrición ha sido para mí un pilar fundamental de la buena salud y quizás el más importante, porque estoy convencida de que lo que comemos nos puede matar o nos puede sanar. Pero también dejar de comer es vital para los seres humanos. Por eso me emociona ver el interés que existe en estos temas; no hay duda de que un cambio de conciencia se está manifestando a pasos agigantados y muchas son las personas que están descubriendo este mundo, o quieren aprender más de lo que la nutrición y desintoxicación o el ayuno pueden hacer por ellas; muchas ya lo comienzan a practicar con la intención de mejorar su salud mientras otras buscan perder peso; por su parte, hay quienes han descubierto en estos métodos la fuente de la juventud.

Ayuno espiritual

A pesar de que por miles de años los seres humanos utilizaron el ayuno por diferentes razones, hoy en día la mayoría lo relaciona con religión y espiritualidad. El doctor Gabriel Cousens cuenta en su libro *Spiritual Nutrition* (*Nutrición espiritual*) que realizó un ayuno espiritual durante cuarenta días con la intención de mejorar su comunión con el amor divino.[2] Según relata su experiencia, las dos primeras semanas fueron de desintoxicación mientras su energía se mantenía alta y estable, poco a poco fue sumiéndose más en sí mismo llegando a meditar hasta nueve horas al día. Hacia el final de su ayuno cuenta que la desconexión con su cuerpo físico fue casi total mientras permanecía en un espacio espiritual muy elevado donde la muerte poco importaba.

Este tipo de ayuno prolongado con fines espirituales se realiza muy rara vez y por supuesto conlleva riesgos de salud altos, por eso quienes lo realizan lo hacen bajo supervisión médica cercana y constante. Sin embargo, el doctor Cousens, además de ser un maestro espiritual con muchos años de experiencia, es médico siquiatra, experto en nutrición y ayunos. De él y su alumna Marcela Tobal Benson, entre otros maestros de vida, aprendí sobre nutrición y el detox con jugos verdes.

Ayuno seco

En este tipo de ayuno, conocido también como absoluto, no se permite ningún tipo de líquido, incluyendo el agua, y aunque hay quienes lo practican con fines físicos para la pérdida de peso y desintoxicación, es más utilizado con propósitos religiosos, como es el caso de quienes siguen el islam y durante el mes sagrado del Ramadán no comen ni beben absolutamente nada desde muy temprano en el día hasta determinada hora en la noche, cuando desayunan, y lo hacen por lo general con abundante comida y bebidas que pueden prolongar hasta una hora determinada a la mañana siguiente de acuerdo con su calendario. El doctor Fung piensa que este tipo de ayuno no es recomendable con propósitos médicos ya que puede llevar a un proceso de deshidratación leve que lo hace mucho más difícil de llevar.[3]

Otra religión que practica el ayuno es el judaísmo, y lo hace en lo que se considera como el día más sagrado de esta religión, el Yom Kippur, conocido también como el día del perdón o del arrepentimiento. En esta celebración religiosa se practica el ayuno absoluto durante veinticuatro horas y en él está prohibido completamente la ingesta de cualquier tipo de comidas o de líquidos; algunas personas ni siquiera usan sus lentes de contacto para no poner líquidos en su cuerpo.

Ayuno con jugos verdes

Nadie pone en duda que vivimos en un mundo cada vez más tóxico.[4] En todas partes estamos expuestos a un sinnúmero de toxinas, ya sea en el aire que respiramos, en los alimentos que consumimos, en el agua que bebemos, en los productos que usamos para el aseo personal y la limpieza del hogar, también las toxinas emanadas por la radioactividad de las computadoras, los televisores, aparatos digitales y teléfonos celulares que utilizamos constantemente, entre otros.

Estas toxinas, que incluyen gases tóxicos, químicos venenosos y metales peligrosos, cuando se reciben, ya sea a través de la respiración, ingestión o el tacto, deben ser eliminadas por nuestro organismo diariamente a través de sus propios sistemas de desintoxicación como el gastrointestinal, urinario, respiratorio, linfático, el hígado y la piel. Sin embargo, la carga tóxica que recibe a diario puede ser tal que la tarea de eliminación se torne muy difícil; estas toxinas, al no abandonar el organismo, son reabsorbidas y enviadas de vuelta al torrente sanguíneo ocasionando problemas y condiciones que van desde cansancio, nerviosismo y ansiedad, pasando por dolores de cabeza, de espalda y coyunturas, hasta alergias, confusión mental y problemas cardiacos. Por eso es importante realizar una desintoxicación al menos una vez al año y así ayudar a nuestro cuerpo.

La idea es darle al organismo, sobre todo al sistema digestivo, un descanso a la vez que recibe altas dosis de nutrición limpia, sana y fresca a través de diferentes jugos verdes. Esto permite que ponga en marcha el proceso de desintoxicación que va más allá de lo físico, ya que ocurren cambios significativos a nivel mental y espiritual también. Dicha idea consiste en ayunar o dejar de comer alimentos sólidos durante cinco días y tomar en su lugar solamente jugos hechos con vegetales y un poco de fruta, además de tomar agua y té de diferentes tipos. La recomendación es hacerlo con cada cambio de estación, es decir cuatro veces al año; sus beneficios son muchos: rejuvenecimiento a nivel celular, ya que estimula el crecimiento de nuevas células, a la vez que ayuda con la claridad mental; aumento de la energía; alcalinización del organismo haciéndolo menos propenso a enfermedades; eliminación de las toxinas, células muertas, enfermas y dañadas; y contribución de manera significativa con la pérdida de peso.[5]

Ayuno terapéutico

Se le conoce también como ayuno total; es terapéutico porque se utiliza para el tratamiento de ciertas condiciones de salud y se recomienda supervisión médica para su realización, sobre todo cuando se hace por más de tres días. En este tipo de ayuno la persona deja de comer alimentos sólidos por completo y bebe solamente agua. Es considerado por algunos expertos el más efectivo, entre ellos el doctor Joel Fuhrman, quien cree que solo cuando hay una abstención completa de todas las calorías, el cuerpo realiza una eliminación grande de desechos a través de la respiración, la lengua, la orina y la piel, además de descomponer tejido enfermo y eliminarlo a través de la circulación.

En su libro *The Miracle of Fasting*, Paul Bragg recomienda realizar cada semana un ayuno de veinticuatro horas con solamente agua destilada.[6] «Cuando ayunamos (dejamos de comer) toda la fuerza vital que se ha usado para convertir la comida en energía y tejido corporal se usa para sacar las toxinas del cuerpo». Agrega que cuando se hace un ayuno total durante veinticuatro a treinta y seis horas o de tres a diez días, el poder sanador comienza a trabajar en el cuerpo ya que ese poder de depurar, purificar y rejuvenecer está dentro de cada uno de nosotros.

Ayuno intermitente

En la actualidad, este tipo de ayuno es el más popular por su versatilidad, fácil implementación y resultados. Como su nombre lo dice, consiste en comer y dejar de comer de manera intermitente, y en realidad cada persona lo puede ajustar a sus necesidades. Sin embargo, se han creado varias estilos o programas para hacerlo, dependiendo del número de horas de ayuno y de la forma de ejecutarlo.

A continuación enumero los más conocidos y dejo para el final los ayunos intermitentes 16:8 y 5:2 que cada día son usados por más personas en todo el mundo como método para mejorar su salud y para perder peso de forma simple sin tener que hacer complicadas dietas, contar el número de calorías diarias, anotar puntos, comprar batidos dietéticos ni suplementos costosos, entre muchas otras modalidades que se usan para librarse del exceso de libras. Además de ser gratis, porque hacer el ayuno intermitente no cuesta nada, en vez de hacerte gastar más dinero, te ayudan a ahorrar al necesitar comprar una menor cantidad de alimentos. Todos están basados en los mismos principios: reducir la cantidad de calorías que se consumen diariamente y darle al cuerpo el tiempo suficiente, algunos más, otros menos, para que pueda cambiar su fuente de combustible de la glucosa a la grasa depositada en los tejidos.

Ayuno del día alterno. Como lo dice su nombre, en este tipo de ayuno las personas alternan los días y comen un día sí y un día no, aunque no dejan de comer del todo, ya que consumen un porcentaje muy pequeño de alimentos los días del ayuno.

La doctora Krista Varady ha hecho gran parte de los estudios recientes sobre este ayuno que consiste en comer solamente un veinticinco por ciento de las calorías requeridas durante ese día de no comer.[7]

De acuerdo con las pautas dietéticas para los americanos del 2015-2020 (Dietary Guidelines for Americans 2015-2020)[8] el estimado de calorías que necesitan diariamente los adultos son unas dos mil cuatrocientas calorías para los hombres y dos mil para las mujeres. En el estudio realizado por la doctora Varady de la Universidad de Chicago, los hombres consumieron un total de seiscientas calorías al día y las mujeres quinientas, todas a la vez en el almuerzo, mientras que en los días sin restricciones calóricas se les pidió consumir un ciento veinticinco por ciento de las calorías que consumen normalmente durante el día. Los hombres y las mujeres que participaron voluntariamente en la investigación durante sesenta días perdieron un promedio de 12,6 libras, y lo más importante fue que la masa muscular, proteína y hueso de los participantes no cambió, lo que significa que la pérdida de peso fue solamente grasa.

Este ayuno es similar al 5:2 con la diferencia de que se hace varios días a la semana en lugar de dos, lo que lo hace mucho más intenso y difícil de llevar. Por eso el doctor Fung recomienda hacer este régimen hasta que se obtenga el peso deseado y después se puede disminuir el número de días en los que se hace el ayuno mientras se siga manteniendo el peso ideal.[9]

La dieta del guerrero *(Warrior Diet)*. Inspirada en antiguas tribus guerreras como los espartanos y romanos, este ayuno hace énfasis en el «cuándo» se come, resaltando que es casi tan importante como lo que se come, es decir la composición de la comida en sí.[10]

La idea de esta dieta es comer muy poco durante el día y comer en exceso durante la noche sin restricciones calóricas o de contenido. Esta forma de ayuno, popularizada por Ori Hofmekler, permite que se puedan ingerir pequeñas cantidades de frutas y vegetales crudos, jugos, mucha agua y un poco de proteína durante veinte horas al día, pero no se pueden comer carbohidratos o cereales. Luego, por la noche, se consume una cena abundante en un periodo de no más de cuatro horas. El objetivo es aumentar la actividad del sistema nervioso simpático (conocido como pelea o huye), lo cual puede ayudar a estimular la lipólisis o destrucción de los lípidos en ácidos grasos e incrementar la tasa metabólica durante el ayuno, y durante la ventana alimenticia, es decir el periodo de comer, aumentar la actividad del sistema nervioso parasimpático (o sistema de descanso y digestión), lo que ayudará en la absorción de glucosa y en la recuperación. A pesar de que no hay restricciones en cuanto a la cantidad de alimentos que se pueden consumir, sí se espera que se mantenga una combinación adecuada de los mismos. De acuerdo con el doctor Michael Vanderschelden en su libro *The Scientific Approach to Intermittent Fasting* [El enfoque científico del ayuno intermitente], esta dieta hace énfasis en alimentos similares a la Paleo, ya que está basada en lo que supuestamente se comía durante la era paleolítica, alimentos completos, sin procesar, carne, pescado, vegetales y frutas; dieta alta en grasas, moderada en proteína animal y baja en carbohidratos, además de entrenamiento de alta intensidad a intervalos.[11]

Come, para, come *(Eat, Stop, Eat)*. En este ayuno las personas dejan de comer durante veinticuatro horas, dos días a la semana no consecutivos. Un ejemplo de cómo se puede hacer es dejando de comer a partir de la cena, digamos que es a las siete de la noche y no se vuelve a comer hasta las siete de la noche del día siguiente. Pero en realidad se puede comenzar a cualquier hora del día, mientras no se consuman alimentos por veinticuatro horas. Se puede beber agua y bebidas libres de calorías. Después de terminado el ayuno, la persona vuelve a comer como de costumbre.

El ayuno sería así: de esas veinticuatro horas, las personas no van a comer durante unas cuatro horas después de la cena, tampoco mientras duermen, digamos un periodo de ocho horas, y luego no desayunan ni almuerzan, solo toman agua y café mientras esperan a que lleguen las siete de la noche para volver a comer.

Se cree que con este tipo de ayuno puede existir el peligro de que quienes lo hagan coman exageradamente cuando llegue la hora de romperlo; sin embargo, algunos estudios han demostrado que a pesar de que se puedan ingerir calorías de más, nunca se van a equiparar con las que se hubiesen consumido si la persona hubiera desayunado, almorzado y hecho todas las meriendas que normalmente se ingieren.

Este ayuno es utilizado mayormente por personas que quieren perder peso. Según su creador, Brad Pilon, se deben incorporar ejercicios de resistencia para mejores resultados, pero a pesar de insistir en que la moderación es importante a la hora de romper el ayuno, no existen alimentos prohibidos ni conteo de calorías u otro tipo de restricciones como en las dietas regulares.

La dieta de imitación del ayuno (*fasting-mimicking diet*). El doctor Valter Longo del Instituto de Longevidad en la Universidad de Southern California, desarrolló una dieta que imita al ayuno después de años de estudios con animales para determinar cuánto alimento se podría agregar a la dieta de alguien antes de que perdiera los efectos del ayuno y los ingredientes que se deben usar. Esta dieta, que intenta recrear los beneficios del ayuno sin ayunar, consiste en una alimentación baja en proteína y azúcar y alta en grasa, y ha demostrado en ratones de laboratorio que ayunando dos veces al mes por cuatro días podían prolongar su vida y tener solo la mitad de los cánceres al desarrollarlos al final de sus vidas.[12]

Después de estos experimentos, él creó un programa llamado Pro-Lon que imita el ayuno, pero con alimentos, y permite que una persona coma cerca de la mitad de las calorías normales en casa, aunque con los mismos beneficios de un ayuno total, es decir el tipo de ayuno que se hace tomando agua solamente. Tiene una duración de cinco días por mes, en los cuales las personas siguen un régimen de reducción calórica que implica la compra de productos o seguir un régimen complicado de reducción calórica y ciertos nutrientes.

Ayuno 5:2. Este es uno de los más populares y consiste en comer normalmente cinco días a la semana y ayunar solamente dos, pero en lugar de dejar de comer, este ayuno se hace reduciendo las calorías durante esos dos días a un veinticinco por ciento del consumo regular de calorías diarias. Durante esos dos días, que no deben ser consecutivos, las mujeres consumen solamente quinientas calorías cada día y los hombres seiscientas. En la segunda parte del libro ampliaré con más detalles la información sobre cómo hacer este ayuno popularizado por el doctor Michael Mosley, un médico inglés dedicado a realizar trabajos periodísticos para la BBC de Londres.[13]

Ayuno 16:8. El 16:8 o *Leangains*, como también se le conoce, fue creado por Martin Berkhan, un fisicoculturista sueco. Se realiza diariamente dejando de comer durante dieciséis horas y comiendo en un periodo de tiempo de ocho horas. Este tipo de ayuno es el más utilizado por los seguidores de esta tendencia, ya que permite comer más y todos los días, aunque en un periodo de tiempo menor, pero sin ningún tipo de restricción calórica. Una de las ventajas es que las dieciséis horas sin comer incluyen las horas del sueño, lo que hace más fácil de llevar este ayuno intermitente.

Estos dos últimos tipos de ayunos, el 5:2 y el 16:8, son los más populares porque resultan más flexibles, convenientes y fáciles de hacer, puesto que la persona puede adaptarlos a sus horarios cambiando las horas o los días de acuerdo con las necesidades del momento. Por eso en la parte II del libro encontrarás más detalladamente toda la información necesaria con los pasos: desde la preparación, el protocolo, el plan diario y las recetas que te darán una idea de qué comer durante el ayuno.

La cetosis y la dieta cetogénica

Durante el ayuno prolongado, el cuerpo pasa por diferentes procesos que lo llevan eventualmente a la creación de lo que se conoce como cuerpos cetónicos.

Veamos cómo sucede. A las pocas horas de no recibir alimentos, la glucosa que está circulando en el cuerpo es consumida en su totalidad y, al no ser reemplazada con nuevos alimentos, el cuerpo se ve forzado a usar el glucógeno almacenado en el hígado y los músculos. Una vez que ese glucógeno se agota, el cuerpo comienza a quemar la grasa almacenada. Sin embargo, el cerebro no puede utilizar estos ácidos grasos como fuente de energía ya que requiere de glucosa para funcionar, por lo tanto, el hígado comienza a generar a partir del tercer día de ayuno grandes cantidades de cetonas de la grasa almacenada para proveer energía al cerebro.

Este mismo proceso es el que se busca alcanzar en la popular y controversial dieta cetogénica (*ketogenic diet*), pero en lugar de hacerlo ayunando, logran poner el cuerpo en cetosis consumiendo grandes cantidades de grasa, con pocos carbohidratos y proteínas.

La primera vez que escuché hablar de la dieta cetogénica fue hace muchos años cuando hice un reportaje sobre la implantación del primer marcapasos en el cerebro en pacientes con epilepsia.

Visitamos a una joven hispana con este mal que le provocaba múltiples convulsiones durante el día, lo que le hacía imposible llevar una vida normal. Su madre me comentó en aquel entonces que lo único que la ayudaba a controlar las convulsiones era la dieta cetogénica, que consistía en una alimentación que debe contener cerca de un noventa por ciento de grasas como mantequilla, aceite, carnes, lácteos, y una cantidad muy pequeña de carbohidratos.

Esta misma dieta, con algunas variantes, la están usando hoy día muchas personas, pero no para controlar las convulsiones producto de la epilepsia sino por otras razones, entre ellas perder peso y mejorar su salud. La intención es que el cuerpo entre y se mantenga en un estado conocido como cetosis, algo que también se puede lograr con el ayuno sin necesidad de ingerir grasa, pero haciendo que el cuerpo cambie su fuente de energía de glucosa a grasa almacenada en los tejidos.

La dieta cetogénica, que cada día se hace más popular, consiste en consumir de un cincuenta a un setenta por ciento de alimentos altos en grasas, preferiblemente buenas, es decir aceite de oliva, de coco, nueces, semillas, mantequilla y huevos de animales criados en granjas, alimentados de pasto. Un diez por ciento de proteínas provenientes de las carnes rojas, pollo y pescado, y limitar el consumo de carbohidratos a no más de cincuenta gramos por día. Cuando el cuerpo no consume suficiente carbohidrato se ve obligado a usar la grasa como combustible, al igual que sucede durante el ayuno.

Los beneficios también son muchos y parecidos a los del ayuno: pérdida de peso, prevención de enfermedades crónicas, disminución del riesgo de sufrir de cáncer, mejora de la presión sanguínea, los niveles de triglicéridos y colesterol; además, combate la obesidad, mejora los niveles de insulina, baja los niveles de azúcar en la sangre, es antiinflamatoria, mejora la función del cerebro, el foco mental y lo protege del mal de Alzheimer. También, como dije anteriormente, se usa en la actualidad en el tratamiento de la epilepsia para el manejo de las convulsiones que no son controladas por los medicamentos. Por otro lado, mejora la resistencia física porque ofrece acceso constante a la energía de los depósitos de grasa, lo que además, aumenta la energía y normaliza el apetito porque la grasa llena más.

No todas las personas pueden hacer la dieta cetogénica, entre ellas se encuentran las mujeres embarazadas, las que estén amamantando, quienes tengan la vesícula extirpada, con historia de piedras en los riñones, personas muy delgadas o con anorexia.

Al comenzar la dieta cetogénica se pueden experimentar varios efectos secundarios como el mal aliento, cansancio a corto plazo, problemas digestivos, caída del cabello y visitas frecuentes al baño para orinar.[14]

Pero también podría tener consecuencias negativas para la salud. La cetosis, según el doctor Furhman, aumenta el ácido en el torrente sanguíneo y le saca el calcio a los huesos, crea deficiencia mineral y desbalance de electrolitos, lo que puede llevar a arritmia cardiaca y daño renal.[15]

También, más recientemente el doctor Michael Greger, comentó en su página de Internet sobre estudios que revelan que las dietas altas en grasa, como la cetogénica, podrían contribuir a la resistencia a la insulina al bloquear el transporte del azúcar en la sangre al músculo. Según explica, la grasa en el torrente sanguíneo se puede acumular en las células del músculo y crear compuestos tóxicos, producto de la descomposición de la grasa y los radicales libres que pueden bloquear el proceso del paso de las señales, y por más insulina que se tenga en la sangre, esta no es capaz de dirigir la glucosa hacia los músculos, aumentando los niveles de azúcar en la sangre.

Este sucede particularmente con la grasa saturada, pero cuando esta se elimina del torrente sanguíneo baja la resistencia a la insulina. El doctor Greger concluye que en una dieta alta en grasas, como la cetogénica, la insulina no trabaja bien, pero en la medida en que se baja la cantidad de grasa en la dieta, la insulina funciona mejor.[16]

Por eso es importante tener cuidado a la hora de hacer dietas radicales como esta y, sobre todo, escuchar las señales del cuerpo y hacer los ajustes necesarios.

CAPÍTULO 6

El ayuno y las mujeres

«Ayunar es el remedio más grande, el médico interno».

PARACELSUS[1]

Ya habían pasado dos semanas desde que comencé a ayunar intermitentemente y todavía no veía diferencia en mi peso. En realidad esperaba que después de pasar horas sin comer durante varios días, aparecieran resultados en la balanza, pero no, mi peso continuaba igual día tras día. Era frustrante, no entendía qué pasaba porque conocía a varias personas que al igual que yo estaban experimentando con el ayuno intermitente y habían perdido ¡hasta siete libras en una semana! Pensé, por supuesto, que yo estaba haciendo algo mal y en realidad sí, estaba comiendo más de la cuenta en mi ventana alimenticia, sin embargo, la cantidad de calorías extra no eran tantas como para no perder ni una libra. Había leído que lo mejor era comer la última comida tres horas antes de irse a dormir, y yo al contrario estaba comiendo tardísimo, por eso hice los cambios necesarios y hasta alargué aún más mis horas de ayuno, y nada, mi peso se negaba a ceder.

Entonces me dediqué a buscar información para entender por qué no estaba perdiendo peso y para mi sorpresa encontré algunos escritos que aseguran que existe diferencia en la forma en que las mujeres responden al ayuno intermitente, peor aún, algunos creen que puede ser perjudicial o que las mujeres deben hacerlo de forma diferente a los hombres. En ese momento me di cuenta de que las personas que conocía y que estaban viendo resultados con el ayuno ¡eran hombres!

Pero, como mencioné en capítulos anteriores, la mayoría de los estudios que se han hecho del ayuno en general han sido con animales de laboratorio, y en realidad son pocas las investigaciones científicas sobre los efectos del ayuno en las mujeres de distintas edades.

Sin embargo, si uno busca en Internet puede ver que existe mucha información sobre el ayuno intermitente y las mujeres [2,3,4,5,6] aunque en la mayoría de los casos, se trata de datos basados en experiencias anecdóticas de mujeres, también otros se refieren a un estudio[7] hecho con animales de laboratorio, específicamente ratas jóvenes, que fueron estudiadas durante doce semanas para «entender los mecanismos celulares y moleculares que podrían relacionar el estatus de energía con la reproducción en animales en ayuno intermitente y reducción dietética». Los resultados fueron que ratas de ambos sexos bajaron de peso y niveles de glucosa en la sangre de manera significativa, pero en las ratas la función reproductiva se vio afectada de forma adversa.

Otros estudios[8] han demostrado que, a pesar de tener beneficios para ambos sexos, los hombres y las mujeres responden de manera diferente.[9]

Obviamente existen diferencias hormonales entre un hombre y una mujer. Como hemos visto, el ayuno intermitente tiene un efecto directo sobre diferentes hormonas en el cuerpo de ambos, sin embargo, algunas investigaciones señalan que las mujeres son más sensibles a las señales del hambre que los hombres y cuando sienten que van a pasar hambre excesiva el cuerpo aumenta su producción de las hormonas leptina y grelina, que le dan la señal al cerebro de que tienen hambre y necesitan comer. Eso, dicen los expertos, puede alterar las hormonas y hasta detener la ovulación, además puede empeorar trastornos alimenticios como la anorexia y la bulimia.

Por eso, insisten en que las mujeres que quieren ayunar deben hacerlo de forma diferente a los hombres, con periodos más cortos de ayuno e ir aumentando progresivamente.[10]

Sin embargo, la doctora Andrea Paige, quien ha realizado una gran cantidad de ayunos prolongados con agua, tanto en pacientes, como en ella misma, no ve diferencia entre los sexos. Según ella, los cambios hormonales que ocurren durante los ayunos prolongados no son lo suficientemente marcados como para pensar que las mujeres no deben ayunar y que, por el contrario, los desbalances hormonales que puedan existir comienzan a balancearse eventualmente, al igual que sucede con la presión sanguínea y la respuesta a la insulina.[11]

Por otro lado, el doctor Jason Fung, uno de los expertos en este tema y que ha tratado a cientos de sus pacientes con el ayuno terapéutico e intermitente, no ve ninguna diferencia entre ambos sexos, por el contrario, cree que sobre la base de su experiencia clínica durante los últimos cinco años, a las mujeres les va mejor que a los hombres.

Afirma que todos los estudios realizados sobre el ayuno arrojan los mismos beneficios tanto para hombres como para mujeres, sin ninguna diferencia en la eficacia entre ambos sexos.

Recuerda además que el ayuno ha sido parte de la cultura humana por lo menos dos mil años y que nunca a las mujeres se les ha eximido de participar en rituales religiosos, solo cuando están embarazadas o amamantando.[12] Él no niega que las mujeres pueden enfrentar problemas durante el ayuno, pero señala que los hombres también pueden tener problemas ayunando.

El doctor Fung aclara que la única preocupación que debe existir sobre las hormonas reproductivas es con las mujeres que están desnutridas y que, por lo tanto, no deberían ayunar ya que tener la grasa excesivamente baja puede provocar la pérdida del ciclo menstrual y dificultar el quedar embarazadas, pero las mujeres con peso normal no tienen este tipo de situaciones en sus hormonas durante el ayuno. Menciona un estudio de un ayuno de tres días, en el cual se examinaron las hormonas reproductivas durante diferentes etapas del ciclo menstrual y, aparte de la insulina y glucosa, que respondieron manteniendo niveles bajos como sucede normalmente durante el ayuno, las demás hormonas reproductivas se mantuvieron en sus límites normales.

Por su parte, el doctor Mosley también hace referencia en su libro *The Fast Diet* a las posibles diferencias entre ambos sexos, aclarando que tanto los hombres como las mujeres reciben beneficios para la salud en general con el ayuno intermitente, pero concluye que existen pocos estudios y que se requieren más investigaciones que analicen los efectos del ayuno en las hormonas en mujeres de todas las edades. Señala que algunas mujeres encuentran más difícil ayunar los días antes del periodo por lo que recomienda a estas mujeres comenzar el ayuno los días después de tener la menstruación y no antes.[13]

En definitiva, pienso que lo más importante es utilizar el sentido común y escuchar las señales de nuestro cuerpo. Todos sabemos cuándo algo no se siente bien o correcto en nuestro organismo y ese es el momento de parar porque a veces continuamos forzándonos y terminamos pagando nuestra terquedad con maltratos a nuestra salud. Ya sea una mujer o un hombre, debemos siempre escuchar y respetar lo que está tratando de decir el cuerpo en todos los sentidos; y en relación con el ayuno, siempre podemos hacer cambios y ver cómo nos sentimos, ya sea disminuyendo las horas sin comer o los días. También hay que tener en cuenta que el ayuno, como muchas otras cosas, no es para todo el mundo. Por eso, al final del libro escribo un capítulo acerca de otros cambios de estilo de vida que se pueden hacer cuando la persona no puede o no quiere ayunar o simplemente no ve resultados después de un tiempo.

Definitivamente, se necesitan más estudios en mujeres de todas las edades para determinar específicamente cómo el ayuno puede afectar las hormonas. Lo que sí es cierto es que el exceso de peso puede ser un factor que incrementa el riesgo de sufrir enfermedades del corazón, diabetes, demencia y varios tipos de cáncer, entre ellos el más temido por las mujeres, el de seno, ya que la grasa aumenta la cantidad de estrógeno en el cuerpo y se piensa que el exceso de esta hormona es un factor de riesgo para desarrollar este cáncer. Quienes tienen sobrepeso saben lo difícil que puede ser perderlo, aunque la salud y hasta la vida dependa de ello. Las dietas convencionales han demostrado ser muy difíciles de mantener, más cuando la persona es adicta a la comida y siente hambre continuamente, y solo funcionan en dos a cuatro de cada diez personas.

La emoción de ver el peso disminuir al principio de cada dieta se desvanece con el paso del tiempo cuando el cansancio y la frustración de tener que medir cada alimento, contar cada caloría o llevar la cuenta de los puntos de hasta el más mínimo bocado, la hace insostenible.

Quizás uno de las peores consecuencias de este fracaso es que algunas mujeres en su frustración comienzan a ahogar sus sentimientos con la comida y comienzan a comer de todo en grandes cantidades.

Desafortunadamente, enfermedades como el cáncer, la diabetes y hasta la demencia están vinculadas mayormente con comer más de la cuenta que con el peso en sí, es decir la forma en que el cuerpo se comporta cuando está siendo constantemente alimentado.

La doctora Michelle Harvie y el profesor Tony Howell del Hospital South Manchester en Inglaterra, han investigado por años la relación que existe entre la dieta, el cáncer del seno y la pérdida de peso. Tras los resultados de un estudio que realizaron con treinta y cuatro mil mujeres que demostraron que la pérdida de un cinco a un diez por ciento del peso puede reducir el riesgo de contraer cáncer del seno en un veintidós a un cuarenta y cuatro por ciento, ambos se dedicaron a la tarea de crear una dieta que ayudara a disminuir el riesgo de esta enfermedad. Y mientras buscaban la forma de crear una dieta baja en calorías para ayudar a las mujeres con cáncer del seno y también a prevenirlo, se enteraron de un estudio proveniente de Estados Unidos donde se demostraba que los animales de laboratorio que fueron sometidos a periodos cortos de reducción de calorías durante la semana obtuvieron mejores resultados y menos incidencia de cáncer que los animales bajo restricción calórica todos los días de la semana.

De ahí comenzaron a investigar una dieta de dos días a la semana en lugar de siete, que pudiera ser más fácil de llevar y con mejores resultados, no solo en la pérdida de peso, sino en el metabolismo y la salud. El estudio se realizó durante tres meses con ciento quince mujeres.[14] El sesenta y cinco por ciento de las participantes en el grupo que hizo restricción de carbohidratos dos días a la semana perdió peso fácilmente comparado con el cuarenta por ciento del grupo que hizo dieta todos los días de la semana, también lograron reducir su resistencia a la insulina.

La dieta es la conocida como *2 day diet* (dieta de 2 días) y consiste en seguir una alimentación alta en proteína y baja en carbohidratos y calorías durante dos días, mientras que el resto de la semana se recomienda llevar una alimentación saludable al estilo de la dieta mediterránea que es alta en vegetales, frutas, grasas buenas y pescado, además de un par de copas de vino al día.[15]

CAPÍTULO 7

Mitos sobre el ayuno intermitente

«La mejor de todas las medicinas es descanso y ayuno».

BENJAMÍN FRANKLIN[1]

Como en todo, siempre vas a escuchar críticas cuando confieses que estás haciendo el ayuno intermitente. Y digo confieses porque a veces es mejor mantenerlo en secreto para no tener que escuchar y responder a los tantos mitos que se han formado alrededor de esta práctica.

Lo primero que vas a escuchar es que necesitas desayunar para activar tu metabolismo, luego que te vas a morir de inanición y también que perderás músculo hasta desaparecer. Pero veamos cuáles son las respuestas a estos mitos:

Mito #1. El desayuno es la comida más importante del día. Como ya vimos al principio del libro, nos han metido en la cabeza la idea de que es muy importante desayunar para poder activar el metabolismo, tener energía, comenzar bien el día, etc. Y de tanto escuchar esta afirmación llega un momento en que nos la creemos, aunque no exista evidencia científica válida que la certifique ni se le ocurre a nadie preguntar por ella.

En realidad, la mayoría de las personas no tienen hambre al levantarse y muchas desayunan por costumbre y por sentirse obligadas a hacerlo, mientras otras piensan que dejar de desayunar podría traer como consecuencia un aumento de peso y de apetito.

Según Martin Berkhan,[2] creador del Leangains, el conocido ayuno intermitente 16:8, la creencia de que es importante desayunar viene de un estudio que comparó el consumo de desayuno con el índice de masa corporal y el nivel de energía.[3] Él aclara que a pesar de que se observa relación entre el no desayunar y la obesidad, esto sucede entre personas con malos hábitos alimenticios y poco interés en su salud. Otro estudio más reciente investigó la efectividad de la recomendación por parte de autoridades de la salud de desayunar para disminuir el peso en adultos, concluyendo que no se encontraron diferencias en la pérdida de peso después de dieciséis semanas de estudio en los doscientos ochenta y tres participantes.[4]

A pesar de que muchos comparten la creencia de que desayunar ayuda a acelerar el metabolismo, se ha demostrado que sucede lo contrario, ya que hacerlo conlleva a un mayor consumo de energía, sobre todo cuando se consume un desayuno alto en carbohidratos que hace que la persona tenga hambre más rápido que si come un desayuno alto en grasas. Esto se debe a que con el consumo de carbohidratos el cuerpo utiliza azúcar como combustible y esta se quema más rápidamente, entonces es necesario reponer la energía más frecuentemente. Pero en todo caso, comer a tempranas horas de la mañana, más que a otras horas del día, conduce a una secreción rápida y alta de insulina y una disminución precipitada de los niveles de azúcar en la sangre que puede provocar que la persona sienta de nuevo hambre a pesar de haber comido recientemente.[5]

Mito #2. Ayunar puede conducir a la inanición. La inanición se produce cuando una persona no recibe los nutrientes necesarios para sustentar la vida por la falta prolongada de alimentos. Es un estado en el cual el cuerpo ha utilizado todas sus reservas o estas han caído a niveles peligrosos, disminuyendo el metabolismo al máximo para prevenir más pérdida de grasa.

Pero durante el ayuno intermitente esto no sucede porque, en primer lugar, nadie muere de hambre por dejar de comer una comida al día, ni siquiera por dejar de hacerlo varios días. Además, el cuerpo durante el ayuno está «comiendo» de sus propias reservas y, como vimos anteriormente, lo puede hacer por un tiempo determinado sin problemas. Hasta una persona delgada puede sobrevivir sin ingerir alimentos durante cuarenta días sin experimentar síntomas de inanición.[6]

Durante el ayuno la persona sabe cuándo va a comer y es un acto completamente voluntario y controlado, además el organismo no deja de funcionar como respuesta a los ayunos cortos, al contrario, el metabolismo, lejos de disminuir, aumenta y el cuerpo al no recibir alimentos utiliza sus reservas hasta que pueda encontrar más alimentos tal y como lo hicieron nuestros antepasados; es precisamente por esto que tenemos grasa almacenada en el cuerpo, para ser usada en momentos de necesidad.

Mito #3. El ayuno causa pérdida de músculo. Este es uno de los más grandes mitos acerca del ayuno. En un principio, una vez que las reservas de azúcar se han agotado en el cuerpo, este comienza a utilizar el glucógeno almacenado en el hígado. Cuando estas reservas se agotan comienza entonces a usar la grasa y solo cuando no tiene más grasa disponible utiliza el músculo. Sin embargo, el propio organismo decide hacer un cambio al uso de grasa para precisamente no perder músculo. Un estudio con personas obesas demostró que el ayuno intermitente logra aumentar la masa muscular.[7] En otro estudio, un grupo de personas realizó el ayuno del día alterno durante setenta días y al finalizar no hubo pérdida de hueso ni músculo, lo cual también puede estar relacionado con el aumento de la hormona del crecimiento humano que se experimenta durante el ayuno intermitente y que juega un papel importante en el mantenimiento de los músculos.[8]

Mito #4. El ayuno hace que comas más. En realidad, esto es lo primero que pasa por la cabeza cuando sabemos que vamos a dejar de comer por dieciséis horas al día. A pesar de que la mayor parte de ese tiempo estamos durmiendo, saltar una comida puede crear en muchas personas la idea de que tendrán tanta hambre cuando rompan el ayuno que podrán comerse «una vaca» (pobre animalito, mejor lo dejamos tranquilo), lo que quiero decir es que terminarán comiendo el doble que si no hubieran ayunado. Y hay algo de verdad en esto. Las personas tienden a comer un poco más para tratar de compensar las calorías que no consumieron en esa comida. Sin embargo, según un estudio, la gente que ayunó un día completo terminó consumiendo casi quinientas calorías extras el día siguiente. Es decir, de dos mil cuatrocientas treinta y seis subieron a dos mil novecientas catorce calorías. Pero si se toma en cuenta lo que se hubiera consumido normalmente durante esos dos días sin ayunar, el total de calorías hubiesen sido cuatro mil ochocientas setenta y dos. Aun con el consumo extra de casi quinientas calorías, hubo un déficit de mil novecientas cincuenta y ocho calorías.[9]

Otra cosa que es importante recordar es que con el paso del tiempo cuando se practica el ayuno, no solo el apetito disminuye, sino que además la persona se siente llena con menos cantidad de comida.

Mito #5. El ayuno quita energía. Muchas personas piensan que dejar de comer las hará sentirse débiles y sin fuerza. Existe la tendencia a creer que si se deja de comer una comida el cuerpo se debilita y sufre. Lo escuchamos en todas partes: es importante comer tres veces al día y no olvidar las meriendas para darle energía al cuerpo. Sin embargo, para nadie es un secreto que después de comer la mayoría de las personas se sienten más cansadas y con pocas ganas de ponerse a hacer algo. Es más, muchos solo quisieran tener al menos una siestecita después de cada comida. Claro que esto depende mucho del tipo de alimentos que se consuman, pero no hay duda de que los carbohidratos, las carnes y los alimentos procesados llenos de químicos y azúcar, nos hacen sentir más pesados y nos roban la energía. Con el ayuno sucede todo lo contrario, los niveles de energía tienden a aumentar y es que el cuerpo sigue alimentándose de su propia grasa, lo que quiere decir que no está dejando de recibir alimento. Pero también existe un incremento en la producción de adrenalina que se usa para facilitar la quema de grasa, lo cual aumenta los niveles de energía y estimula el metabolismo.[10]

Mito #6. Es difícil hacer ejercicios cuando se ayuna. Al principio cuando se comienza a hacer el ayuno intermitente pensar en hacer cualquier tipo de actividad física parece algo imposible. Estar sin comer por tantas horas nos hace pensar que no tendremos energía para nada, mucho menos para ejercitarnos. Sin embargo, cuando lo hacemos nos damos cuenta de que no solo es posible, sino que tenemos más energía física para realizar las actividades normales, salir a caminar, levantar pesas y hacer ejercicios. Además, el cuerpo requiere de más energía para ejercitarse y esto aumenta la quema de más grasa durante el ayuno, además puede valerse del incremento de la hormona del crecimiento humano que se produce durante el ayuno y que ayuda con el desarrollo de músculos y desenvolvimiento físico en general. La recomendación es hacer los ejercicios en la última hora del ayuno, y comer una media hora después. También es importante ir poco a poco y observar cómo el cuerpo reacciona a la demanda física sin haber comido por varias horas, hasta que se vaya adaptando.

Mito #7. El ayuno baja el azúcar en la sangre. Muchas personas piensan que si dejan de comer por varias horas se les va a bajar el azúcar a un punto que se pueden desmayar, sufrir de mareos, sudores y temblores. En las personas sanas, el cuerpo mantiene regulados y estables sus niveles de azúcar, aunque no coma. Durante el ayuno, el cuerpo descompone el glucógeno almacenado en el hígado para proporcionar glucosa, manteniendo los niveles de azúcar normales, inclusive cuando se ayuna por veinticuatro a treinta y seis horas el hígado produce nueva glucosa a partir de un proceso llamado glucogénesis usando el glicerol, un subproducto del rompimiento de la grasa almacenada, de manera que el cuerpo no necesita consumir glucosa para mantener los niveles de azúcar normales.[11]

Mito #8. El ayuno le quita nutrientes al cuerpo. Durante los ayunos cortos, por debajo de veinticuatro horas, es muy difícil que esto suceda porque la persona va a tener la oportunidad de consumir alimentos que le provean los nutrientes necesarios y reemplacen los que no se ingirieron en la comida que se saltó. Además, el cuerpo nunca deja de «alimentarse» a sí mismo, así que mientras la persona se alimente bien en las horas o días de su ventana de alimentación, ingiriendo alimentos ricos en vitaminas, minerales y proteínas, no debería tener ningún problema, pero también puede tomarse un multivitamínico junto a sus comidas.

Mito #9. El ayuno produce confusión mental y mala memoria. Esto es falso. Como vimos anteriormente, el ayuno ayuda a mejorar la salud del cerebro y, por el contrario, aumenta la claridad mental y la memoria. Gracias al proceso conocido como autofagia, un estado de limpieza celular que se produce en el cerebro durante el ayuno, se puede prevenir la pérdida de la memoria asociada con la edad.

CAPÍTULO 8

Preguntas más comunes sobre el ayuno intermitente

«En lugar de usar medicinas, ayuna por hoy».

PLUTARCO[1]

1. *¿Puedo comer lo que quiera o tengo que seguir una dieta?*

La respuesta a esto es no y no. Como estamos tratando de mejorar nuestra salud es importante cambiar nuestra alimentación a una más sana, pero tampoco se trata de hacer una dieta rigurosa ni de ningún tipo en realidad. Esto a pesar de que algunos expertos aseguran que aunque una persona consuma comida chatarra en su ventana de alimentación, mientras se mantenga su ayuno o periodo sin comer por al menos doce horas, el ayuno intermitente igual le va a funcionar para perder peso y mejorar la sensibilidad a la insulina.

2. *¿Puedo seguir tomando mis vitaminas durante el ayuno?*

Sí, pero es preferible tomarlas después de la primera comida, porque no es buena idea tomar suplementos con el estómago vacío, además algunos como el hierro pueden afectar el estómago, y ciertas vitaminas funcionan mejor cuando se toman con las comidas.

3. *¿Qué bebidas puedo tomar durante el ayuno?*

Las bebidas más recomendadas son agua, café y té, estos dos últimos sin azúcar ni endulzantes de ningún tipo. Para quienes sufren mucho tomando café negro sin azúcar pueden probar agregar una cucharadita de leche o crema, pero en mi opinión estos productos se deben sacar de la dieta para realmente utilizar el ayuno intermitente como un paso para comenzar un estilo de vida más saludable. El café bulletproof es una mejor opción porque lleva grasas buenas que son beneficiosas para el cuerpo y además dan una sensación de llenura que ayuda a aguantar más tiempo sin comer. Claro que no hay que exagerar, una o dos tazas de este café son más que suficientes al día. La receta está en el capítulo 12, al igual que la receta de la yerba mate, otra bebida que ayuda a controlar el hambre y tiene una forma muy particular de prepararse que se debe aprender y practicar, aunque quienes la usan cotidianamente en sus países son expertos y la hacen con mucha facilidad. Pero también la venden en bolsitas de té y se llama Mate Cocido, por supuesto que es mucho más fácil de preparar ya que se hace igual que el té.

En cuanto al alcohol, lo mejor es evitarlo durante el ayuno, puesto que las bebidas alcohólicas como la cerveza pueden tener hasta más de ciento cincuenta calorías.

4. *¿Qué puedo comer en los días que no se ayuna en el 5:2?*

Durante los días sin ayuno, al igual que en las horas durante la ventana de alimentación en el 16:8, es importante mantener una alimentación lo más limpia y nutritiva posible. ¿Imagínate comer chatarra después de haber pasado tantas horas sin comer y haberte sacrificado por tu salud y tu peso? Si lo piensas verás que no vale la pena, y que lo mejor es aprovechar y hacer del ayuno una buena oportunidad para dar ese paso y cambiar la alimentación hacia una más sana, baja en, o sin azúcar y harinas refinadas, nutritiva, que mantenga los esfuerzos y no dificulte los días u horas de ayuno. En los capítulos 9 y 10 te doy varias recetas de comida que puedes preparar para lograrlo.

5. *¿Puedo tomar mis medicinas mientras ayuno?*

Este es un punto importante porque las personas que usan medicamentos recetados diariamente deben consultar con su médico en primer lugar para asegurarse de que están en condiciones de ayunar. Quienes sufren de diabetes e hipertensión en especial, deben pedirles a sus médicos que los supervise y vaya reajustando sus dosis, ya que el ayuno puede bajar el nivel de azúcar en la sangre y la presión sanguínea. En segundo lugar, deben preguntarle a su doctor si sus medicinas se deben ingerir con las comidas o con el estómago vacío, porque algunas tienen ingredientes que pueden afectar el estómago, causar náuseas, diarrea y hasta vómitos.

6. ¿Puedo hacer ejercicios durante el ayuno?

Sí. A pesar de que muchas personas piensan que lo ideal es comer algo como una banana antes de hacer su rutina de ejercicios para tener energía, muchos se sorprenderán al ver lo fácil y natural que resulta hacerlos sin haber ingerido alimentos por horas. Es probable que en un principio se sientan un poquito mareados, por lo que es bueno ir poco a poco viendo la reacción del cuerpo, además tener un poco de paciencia si el nivel físico no es el mismo de siempre las primeras veces que se ejerciten porque el cuerpo necesita irse adaptando a esta nueva modalidad de hacer ejercicios usando la grasa almacenada y no la glucosa como estaba acostumbrado. Como resultado, cuando se hace ejercicios en ayunas se quema más grasa que cuando se ha comido porque es la única fuente de energía que tiene disponible el cuerpo para funcionar.

Los ejercicios de intervalos de alta intensidad (HIIT, por sus siglas en inglés) son los más recomendados ya que ayudan a quemar más grasa que los demás, y también levantar pesas es buena idea puesto que con el ayuno, lejos de perderse masa muscular, se puede aumentar y las pesas ayudan a hacerlo. También se puede caminar y hacer otras rutinas, siempre y cuando la persona se sienta en buen estado. Es buena idea hacerlos justo antes de romper el ayuno. Podrás ver más información sobre el ayuno y los ejercicios en el capítulo 11.

7. ¿Qué hago si no estoy perdiendo peso?

Esto fue lo que me sucedió a mí en el principio cuando comencé a hacer el ayuno 16:8 y me sentí defraudada porque había leído en todas partes que se perdía una cantidad enorme de peso. Sin embargo, como cuento en mi diario, hice varios ajustes y fui experimentando.

Lo principal es tener paciencia porque los resultados pueden tomar hasta cuatro semanas en verse. Es bueno medirse, sobre todo la cintura, antes de comenzar puesto que a veces es ahí donde se ve verdaderamente si se está perdiendo grasa más que en la balanza. También se puede probar y ajustar el ayuno al estilo de vida de cada cual. Quizás aumentar o disminuir el número de horas o días de ayuno. Cambiar el tipo de ayuno;

a muchas mujeres les va mejor con el ayuno 5:2 que con el 16:8. Hacer más ejercicios y asegurarse de que no se están consumiendo demasiadas calorías o comida chatarra cuando no se está ayunando. Aunque no es una dieta, es importante tener cuidado con las cantidades y la calidad de los alimentos.

8. *¿Los niños pueden ayunar?*

No, lo mejor es alimentarlos bien y que tengan mucha actividad física.

9. *¿Tendré dolor de cabeza?*

Podría suceder al principio, hasta que la persona se vaya acostumbrando; es importante mantenerse hidratado y al principio tomar medio vaso de agua con un poquitico de sal. Por supuesto es muy importante parar el ayuno si el dolor de cabeza es muy severo o la persona se siente mal en general.

10. *¿Por qué no puedo ir al baño como antes?*

Algunas personas pueden experimentar un poco de constipación al principio del ayuno. Esto puede resolverse aumentando el consumo de vegetales y frutas que son ricos en fibra, también la linaza y las ciruelas pasas son fuentes excelentes de fibra insoluble que ayuda a ir al baño. Es también muy importante tomar mucha agua para mantenerse hidratado.

11. *¿Cuánto peso se puede perder?*

Esto varía de persona a persona y depende de muchos factores como el metabolismo de cada quien, el peso con que se comienza, los medicamentos que se estén usando, la forma de hacer el ayuno, lo que se come fuera de las horas de ayuno, si se mantiene una rutina de ejercicios, etc. Según el doctor Fung[2] es probable que en los primeros días el ayuno provoque una pérdida de peso rápida de una a dos libras diarias; sin embargo, solamente media libra es grasa y lo demás agua que puede volver a ganarse rápidamente al comer, pero aclara que es normal y no debe pensarse que el ayuno no funciona por este aumento. Mientras que con el ayuno 5:2 se podría perder, cuando se le combina con ejercicios de alta intensidad, unas diez libras de pura grasa en un periodo de doce semanas, es decir casi una libra semanal de grasa a la semana.

PARTE II

LA PRÁCTICA

CAPÍTULO 9

El ayuno 5:2

«La acumulación de toxinas en el cuerpo acelera el envejecimiento. La eliminación de toxinas despierta la capacidad de renovarse. Las toxinas deben ser identificadas y eliminadas del cuerpo. El ayuno es la limpieza milagrosa de la madre naturaleza y Dios».

PAUL BRAGG[1]

Como dije anteriormente, el ayuno 5:2 es uno de los más populares entre quienes han descubierto el ayuno intermitente como una fórmula para perder y mantener el peso mientras mejoran su salud.

El doctor Michael Mosley, un médico inglés productor y presentador de televisión, creó esta versión de ayuno intermitente mientras realizaba un documental para la BBC llamado «Come, ayuna y vive más tiempo» (*Eat, Fast and Live Longer*), en el cual personalmente probó distintos tipos de ayuno buscando mejorar sus niveles de azúcar en la sangre y colesterol.

El primero de ellos fue un ayuno total de cuatro días durante los cuales solo podía tomar agua y un polvo de proteína que debía disolver en agua caliente para hacer una especie de sopa de tan solo veinticinco calorías. Cuenta en su documental que fueron días muy difíciles de llevar debido al hambre y la desesperación de ver que el tiempo transcurre lentamente cuando no se puede comer.

A pesar del sufrimiento, fue gratamente sorprendido al ver que en tan corto tiempo los resultados de sus exámenes de laboratorio mejoraron notablemente, al igual que la pérdida de grasa corporal. Sin embargo, para mantener estos resultados tendría que repetir este ayuno varias veces al año, lo cual no estaba dispuesto a hacer. Por eso siguió experimentando. También probó el ayuno del día alterno, el cual encontró inconveniente desde el punto de vista social ya que tenía que realizarlo un día sí y un día no, y se le podía convertir en un problema innecesario el tener que llevar el registro de los días de ayuno y de las actividades familiares o con amigos. Por eso decidió adaptarlo a una versión menos dramática cortando los días sin comer. En vez de un día sí y un día no, lo redujo a dos días por semana sin comer, o mejor dicho, reduciendo las calorías a un veinticinco por ciento del consumo regular. Él llamó a este nuevo ayuno intermitente el 5:2.

Explica en su libro *The Fast Diet* que este tipo de ayuno está basado en diferentes formas de ayuno intermitente, pero no en investigaciones, sino que más bien es una síntesis.[2] Para él, al reducir dramáticamente la cantidad de calorías se logra engañar al cuerpo para que piense que está pasando por una situación de escasez de alimentos y que debe cambiar el modo de obtener la energía que necesita para continuar con sus funciones y pasar de quemar glucosa a quemar la grasa que tiene almacenada.

Cómo se hace

La forma de hacerlo es la siguiente: de los siete días de la semana se escogen dos, pero que no sean seguidos, es decir si se escoge el lunes, el próximo día deber ser el miércoles o jueves, pero no el martes.

Cuánto se come

Durante estos dos días se debe restringir el consumo de calorías a un total de quinientas para las mujeres y seiscientas para los hombres, y comer normalmente los restantes cinco días de la semana.

Personalmente no me gusta el hecho de contar calorías y mucho menos cuando son tan pocas... Para que tengas una idea de lo que son quinientas calorías:

Un desayuno normal a los que la mayoría están acostumbrados a comer cada mañana consistente en:

2 huevos (78 calorías cada uno) = 156
1 rodaja de pan blanco = 79
1 cucharada de mantequilla = 102
1 vaso de leche =103

1 taza de café = 1
1 cucharadita de azúcar = 16
Total = 457

Este desayuno que no tiene tocineta y tiene una sola rodaja de pan casi llega a las quinientas calorías permitidas a una mujer para consumir durante ¡todo un día! y esto siendo moderada. Además, no podemos olvidar que el consumo de calorías comúnmente puede aumentar sin siquiera planearlo cuando al llegar a la oficina, ¡sorpresa!, el compañero de trabajo trajo unos donuts para compartir (ciento noventa y dos calorías cada una) o nos provoca una banana que tiene ¡noventa calorías! Como ves es muy fácil ingerir un gran número de calorías y también puede ser un poco complicado consumir tan pocas en un solo día, pero para quienes están acostumbrados a contar calorías quizás sea más sencillo. Al final del libro encontrarás una tabla con las calorías de varios de los alimentos que uso en las recetas del libro y para que te puedas guiar en tus propios menús si decides hacer el 5:2.

En líneas generales se recomienda desayunar, por ejemplo, a las siete y media de la mañana un porcentaje de las quinientas o seiscientas calorías y dejar el resto para la cena por la noche. En el libro *The Fast Diet*, la coautora Mimi Spencer recomienda a las mujeres comer una merienda muy pequeña a la mitad del periodo de ayuno si sienten mucha ansiedad, que puede consistir en media manzana o palitos de zanahoria. En realidad, mientras más largo sea el periodo entre una comida y la otra mejores serán los resultados del ayuno ya que toma aproximadamente de ocho a doce horas sin comer para que el cuerpo comience a utilizar como fuente de energía la grasa que tiene depositada; si comemos antes y más calorías de lo indicado, eso no sucede porque el cuerpo va a usar la energía proveniente de los alimentos ingeridos para su funcionamiento y no tendrá necesidad de acceder y quemar los depósitos de grasa.

Ten en cuenta que puedes variar los horarios de acuerdo con tus necesidades. Si no te gusta desayunar, puedes entonces consumir todas las calorías en el almuerzo o en la cena y ya no comer más hasta el día siguiente. Todo depende de tus preferencias personales o las condiciones del día y tus obligaciones.

En realidad, hay que ingeniárselas para aprovechar al máximo esas seiscientas o quinientas calorías. Un buen truco es comer muchos vegetales, que pueden ayudarte a sentirte más lleno porque al tener menos calorías, se pueden comer en mayor cantidad y estos, coloquialmente hablando, hacen más bulto y además tienen más fibra que ayuda a saciar el hambre y mantener la sensación de llenura por más tiempo.

Si, por ejemplo, consumes un poco de pasta vas a ingerir más calorías y a quedar menos lleno, y el hambre volverá pronto por ser carbohidratos. Mientras que un pedazo de carne te va llenar más, pero contiene muchas más calorías y menos nutrición que un buen plato de ensalada o uno lleno de vegetales salteados.

Es cuestión de escoger sabiamente alimentos densos en nutrición como los llamados superalimentos, entre los que se encuentran la col rizada, la chía, el brócoli y la quínoa, estos te llenarán más y proveerán más nutrición, algo que tu cuerpo agradecerá.

Una diferencia importante que tiene el ayuno 5:2 con las dietas de hambre en las que se restringen las calorías a diario, es que cuando lo haces sabes que al día siguiente no tendrás restricciones en cuanto a cantidad de calorías que se consumen ni tampoco en el tipo de alimentos y que solo deberás hacer esto dos veces por semana mientras llegas a tu peso ideal. Sin lugar a dudas esto de alguna forma puede ayudar a calmar la ansiedad y a hacer esos interminables días de ayuno más llevaderos. Claro que te recomiendo que aproveches y comiences a eliminar de tu dieta diaria todos los productos que ya sabes que no te hacen bien y que por una razón u otra sigues consumiendo, ya sea por costumbre o por conveniencia, como las sodas, los alimentos procesados cargados de químicos, azúcar y sal, las carnes en exceso y la comida chatarra. De esta forma puedes matar dos pájaros de un solo tiro (¡otra vez escribo un dicho en contra de los pobres animalitos!); bueno, lo que quiero decir es que al aprovechar este nuevo patrón alimenticio como lo es el ayuno para comenzar a comer más sano puedes mantener los resultados por más tiempo y continuar progresando con la pérdida de peso, pero también transformarás tu vida convirtiéndote en una persona que se alimente mucho mejor y de una forma más consciente.

El doctor Fung considera que esta forma de ayuno intermitente es una buena idea para quienes quieren comenzar a ayunar, pero le temen a la idea de pasar muchas horas sin comer, ya que el ingerir aunque sea pequeñas cantidades de alimento durante los días de ayuno hace más fácil ayunar, no obstante confiesa que según su experiencia las personas son mucho más capaces de ayunar de lo que piensan.

Mi experiencia

La primera vez que probé este ayuno me fue fatal, la noche anterior estaba haciendo el 16:8, es decir que no iba a comer durante dieciséis horas. Pero con el 5:2 se suponía que debía desayunar algo ligero como parte de las quinientas calorías que me correspondían ese día. Como no tenía hambre y tampoco quería desayunar para no romper mi ayuno 16:8, decidí esperar a comer todas las quinientas calorías permitidas a la hora de la cena. Grave error porque cuando ya llevaba diecinueve horas sin comer me comencé a sentir mal, no me podía concentrar y aunque en realidad no era hambre lo que tenía, sí sentía una especie de desesperación extraña que pienso que era más mental que otra cosa, sobre todo por no haberme preparado bien. ¿Y adivina que pasó? Pues decidí olvidar completamente el ayuno, no contar calorías y comer las quinientas calorías y todo lo que encontré como un ¡acto de rebeldía! Esas son las cosas que pasan cuando uno se ve restringido, bueno a mí siempre me ha pasado con las pocas dietas que he intentado en el pasado; es una reacción que me hace tener más apetito de lo normal por el solo hecho de no haber podido comer por horas.

Sin duda que es algo puramente psicológico ese sentimiento del que hablé al principio del libro. El hecho de tener que contar calorías y esperar para comer solo quinientas hizo que el hambre mental me llevara a comer mucho más de esa cantidad.

Pero no me di por vencida, me preparé mejor, traté de enfocarme en mi meta y al día siguiente lo intenté de nuevo, esta vez logré organizarme mejor, desayuné muy poco (lo bueno es que nunca tengo hambre en las mañanas) y cené más tarde al llegar a casa. Durante el día, entre ambas comidas, tomé varios cafés, un té y mucha agua. Afortunadamente esta vez no tuve ningún tipo de problemas, no me sentí mal, ni ansiosa, ni desesperada y tampoco pasé hambre. Las quinientas calorías las dividí en dos comidas, desayuno y cena, dejando entre ambas un periodo de doce horas sin comer. A la mañana siguiente había perdido ¡casi 4 libras! En mi diario, en el capítulo donde me refiero a mi propio ayuno, podrás leer un poco más en detalle mis experiencias con el ayuno intermitente y los resultados que obtuve después de haber probado ambos.

Cómo prepararte

Primero que todo tienes que asegurarte de que estás bien de salud, lo suficiente para hacer el ayuno. Si tienes, o sospechas de alguna condición o enfermedad es mejor que lo hables con tu médico, quizás él te pueda ayudar a decidir y hasta pueda supervisarte si fuera necesario mientras realizas tu ayuno intermitente o de cualquier otro tipo.

Emociónate

La emoción nos lleva a la acción, por eso es importante crear un sentimiento de emoción en cuanto a lo que vayamos a emprender. Una de las cosas que puedes hacer es comprarte un cuaderno o una libreta para tu ayuno, escógelo a tu gusto como si fueras al primer día de clases. También busca un lápiz o un bolígrafo especial, que te guste la forma como escribe y rueda por el papel. Ya sé que muchas personas hoy en día no escriben sus notas a mano, con lápiz o bolígrafo, y prefieren hacerlo digitalmente en su teléfono o computadora; sin embargo, cuando se escribe en papel se produce un proceso cognitivo diferente en quien lo hace, y la persona tiende a recordar y a entender mejor lo que está escribiendo.

Establece tus propias metas

Siempre que se quiere realizar un cambio de estilo de vida es importante plantearse metas. Necesitamos saber primero a dónde queremos llegar, cuándo queremos hacerlo y para qué. Nada peor que comenzar a hacer una dieta o rutina de ejercicios sin tener una idea clara de lo que queremos. Por eso muchas personas pierden la paciencia, se frustran y deciden abandonar lo que están apenas comenzando a hacer.

Para garantizar el éxito en tu nuevo estilo de vida debes tomarte un tiempo y dedicarte a escribir tus metas antes de comenzar, esto te hará mucho más fácil encontrar el camino a seguir en lugar de ir dando vueltas hasta estrellarte contra una pared.

Comienza por escribir cuánto peso quieres perder exactamente, luego anota la fecha para cuando lo quieres perder. Pero tienes que ser realista, no puedes poner en tus metas «perder doscientas libras en un mes» ni cincuenta, porque eso no va a suceder y solo te va a causar frustración.

Digamos que quieres perder cuarenta libras, si calculamos que con este ayuno la pérdida de peso está estimada entre una y dos libras por semana, entonces tienes que calcular que en un mes perderías un mínimo de cuatro libras y un máximo de ocho, y que perder las cuarenta libras que deseas te va a tomar entre cinco y diez meses aproximadamente. Esa sería una meta realista con la que podrás trabajar sin necesidad de desesperarte y luego desilusionarte si no lo logras.

Proponte seguir las instrucciones teniendo siempre presente que el ayuno intermitente es muy flexible, sobre todo el 5:2, ya que puedes mover los días si por alguna razón no pudiste hacerlo el día de la semana que lo habías planeado, además puedes hacer un día extra a la semana para acelerar el proceso de pérdida de peso, es decir un 4:3, cuatro días comiendo normal y tres de ayuno o si estás perdiendo mucho peso aceleradamente o no necesitas bajar tantas libras puedes cortar un día y hacer un 6:1 que serían seis días comiendo normal y uno de ayuno a la semana.

Es muy importante que los días en los que no ayunas hagas un esfuerzo para comer bien, trata de mantener una alimentación sana y natural, te invito a que leas el capítulo donde me refiero a la importancia de la nutrición antes, durante, después y sin ayunar. Así te aseguras de que el ayuno no sea una dieta más, sino que se convierta en una excusa para mejorar desde todo punto de vista, con un estilo de vida nuevo y mejorado.

Otro aspecto que debes tener en cuenta antes de comenzar, y debes escribirlo en tu hoja de metas, es para qué quieres perder peso, cuál es tu motivación. ¿Lo haces por ti o por alguien más? Espero que la respuesta a esa pregunta sea que lo estás haciendo para ti, para sentirte y verte mejor y no para parecerte a alguien o complacer a otra persona. Cuando hacemos las cosas para nosotros mismos, para demostrarnos amor, mejorar nuestra salud, apariencia y sentirnos bien, tenemos más posibilidades de lograrlo, ya que el propio hecho de hacerlo aumenta nuestra autoestima y nos empodera, mientras que al hacerlo para complacer a otra persona le estamos entregando nuestro poder y quedándonos a su merced, dependiendo a cada paso de su aprobación o de su crítica y eso, además de ser injusto hacia nosotros mismos, nos llevará seguramente al fracaso. Por eso es fundamental que en tu lista de metas y razones aclares muy bien tu motivación y la ajustes a lo que a ti más te conviene, y que sea una demostración de amor y respeto a ti misma.

Una vez aclaradas y declaradas las metas, es hora de comenzar a tomar medidas.

Mídete antes de comenzar

Antes de comenzar es muy importante tener las medidas de tu cuerpo para que puedas darte cuenta si ocurren cambios, y aunque tu motivación no sea perder peso o grasa, es una buena forma de saber si ha habido algún tipo de resultado.

Hay varias medidas que son importantes, no te asustes con las que verás a continuación porque no solo parecen, sino que son un poco complicadas de hacer, pero las pongo para quienes, a pesar de todo, aún quieran sacar sus propios números; las puedes conseguir muy fácilmente por Internet.

Antes de comenzar toma nota de tus medidas y no olvides apuntar al lado la fecha, estas serán tus medidas antes de comenzar el ayuno y te servirán para comparar y ver los cambios cuando te vuelvas a medir en el futuro.

Peso. Si no tienes cómo pesarte en casa, puedes ir a algunos lugares como los supermercados que tienen balanzas en la entrada y que te pueden dar una idea de cuánto pesas. Sin embargo, hoy en día venden pesas que no son muy costosas y pueden funcionar bien, es buena idea que antes de comprarla investigues un poco sobre la calidad de la que te guste y veas las opciones que existen, ya que hay muchas disponibles en el mercado.

Algunos expertos recomiendan pesarse una vez a la semana, mientras que otros dicen que es mejor hacerlo a diario. El doctor Mosley recomienda hacerlo dos veces por semana, al día siguiente de cada ayuno, pero sin obsesionarse con el peso. Y eso es importante, porque el peso fluctúa de un día al otro dependiendo de muchos factores, sobre todo en las mujeres. Yo creo que se puede hacer diariamente, pero sin tomar muy a pecho un par de libras de más o de menos que aparezcan o desaparezcan de vez en cuando. El mejor momento para pesarse es al levantarse por las mañanas, cuando se está más liviano, y hacerlo a la misma hora y con la misma cantidad de ropa, aunque si estás en casa es mejor que lo hagas sin ropa alguna. De esta manera, los números estarán más cercanos a la realidad que si te pesas cada día con una ropa diferente.

Circunferencia de la cintura. Solo necesitas una cinta métrica para medir tu cintura. Como hablamos anteriormente, esta medida nos puede decir cómo esta nuestra salud cardiovascular. Tener la cintura muy grande puede ser señal de problemas futuros de salud, ya que en el abdomen se almacena la grasa visceral que se encuentra entre los órganos y es la más peligrosa. Tener una circunferencia de más de cuarenta pulgadas en los hombres y más de treinta y cinco pulgadas en las mujeres puede llevarte a padecer condiciones como diabetes tipo 2, presión sanguínea alta y enfermedades del corazón, por lo que es razón más que suficiente para tratar de bajar de peso y perder grasa.

Para obtener la medida de la cintura coloca la cinta métrica alrededor del ombligo, no trates de hacerte trampa aguantando la respiración o apretando tanto la cinta que se incruste en la piel, ponla de manera que quede apretada pero normal. Anota en tu cuaderno los resultados.

Índice de masa corporal (IMC). El índice de masa corporal es una medida que se utiliza para saber si nuestro peso es saludable en relación con nuestra estatura. Por lo general, mientras más alto sea el número, más grasa corporal se tiene. La mejor forma de encontrar este número es a través del Internet, colocando en tu buscador las letras IMC o índice de masa corporal y te aparecerán varios sitios en los que puedes poner tus datos y te darán el resultado gratis.

Pero si prefieres sacar tus propios números, esta sería la fórmula:

$$IMC = peso\ (kg) \div altura^2\ (metros)$$

Pongamos como ejemplo a una persona que pesa 70 kilos y mide 1,70 cm

Se tiene que dividir 70 entre 1,70 al cuadrado:

$$70 \div 2,89 = 24,22$$

Con los resultados de estos datos podrás identificar si tu peso está o no en un nivel saludable:

Bajo peso= <18,5
Peso normal = 18,5-24,9
Sobrepeso = 25-29,9
Obesidad = 30 o más

Tasa metabólica basal (TMB). La tasa metabólica basal es la cantidad mínima de energía que el cuerpo necesita para realizar sus funciones básicas mientras está en reposo, tales como respirar y digerir alimentos. Con esta medida podemos saber cuántas calorías quema nuestro cuerpo sin hacer ningún tipo de actividad física. Depende de factores como el sexo, la edad, el peso, la estatura, etc., y disminuye con la edad y pérdida de masa muscular.

Esta medida nos ayuda a comprender cuánta energía el cuerpo necesita para seguir funcionando, a lo cual se deben agregar las actividades diarias de la persona; es útil para determinar el número de calorías que se requiere para bajar de peso, ya que si sabemos cuántas calorías necesitamos para sobrevivir podemos ver cuántas podemos bajar de nuestra ingesta diaria. Sin embargo, en el ayuno 5:2 la TMB se utiliza para calcular el consumo de calorías en los días de ayuno, que representan un veinticinco por ciento de las diarias más el tipo de actividad que se realiza normalmente, la edad y el sexo, entre otras cosas. Por eso y para simplificar, se estipula en este tipo de ayuno que las mujeres consuman quinientas calorías y los hombres seiscientas durante los días de ayuno.

Para calcular la TMB existen varias fórmulas, y al igual que con el IMC, lo más fácil es buscar calculadoras que se ofrecen gratis en diferentes sitios de Internet. Una de las fórmulas que se utilizan se conoce como las ecuaciones de Harris Benedict, la cual coloco a continuación para los matemáticos interesados en hacer su propio cálculo agregándole solamente la edad.

Utilicemos el mismo ejemplo con el que sacamos el IMC para una edad de cuarenta años. El hombre y la mujer tienen una fórmula diferente porque el hombre pesa, por lo general, más que la mujer. Pero veamos el ejemplo con los mismos factores:

Hombre: $66,5 + (13,75 \times kg) + (5,003 \times cm) - (6,775 \times años)$
$66,5 + (13,75 \times 70) = 1029$
$+ (5,003 \times 170 \ cm) = 1879,51$
$- (6,775 \times 40) = 1608,51$
Mujer: $655,1 + (9,563 \times kg) + (1,850 \times cm) - (4,676 \times años)$
$655,1 + (9,563 \times 70) = 1324,51$
$+ (1,850 \times 170 \ cm) = 1639,01$
$- (4,676 \times 40) = 1451,97$

Además, existe otro método de medición llamado Mifflin-St. Jeor y también se requiere de la estatura, el peso y la edad para hacer el cálculo.

Hombre: (9,99 x peso en kilos) + (6,25 x estatura en cm) – (4,92 x edad en años) + 5.
Mujer: (9,99 x peso en kilos) + (6,25 x estatura en cm) – (4,92 x edad en años) – 161.

Utilizando el mismo ejemplo con el que calculamos el IMC en una persona con 70 kilos de peso y 1,70 cm de estatura, hagamos el cálculo para la tasa metabólica basal, pero agregando que tiene una edad de 40 años.

Hombre:
(9,99 x 70) + (6,25 x 170 cm) – (4,92 x 40) + 5 = 1570
Mujer:
(9,99 x 70) + (6,25 x 170 cm) – (4,92 x 40) – 161= 1404

Los resultados que estas fórmulas arrojan, ya sea que las hagas manualmente o con las calculadoras en Internet, representan, como dijimos, el número de calorías necesarias para mantener las funciones mínimas del cuerpo. Pero para determinar las que tú vas a necesitar para bajar o perder peso es necesario tener en cuenta el nivel de actividad que mantienes cada día y así obtener un estimado más real de tu requerimiento calórico. Una vez que encuentras tu TMB necesitas hacer una última ecuación, que es multiplicar tu TMB por los siguientes dígitos dependiendo de tu nivel de actividad:

- Poca actividad o sedentario: TMB x 1,2 = Total de calorías
- Actividad ligera: TMB x 1,375 = Total de calorías
- Actividad moderada: TMB x 1,55 = Total de calorías
  (3-5 días de ejercicios por semana)
- Muy activo: TMB x 1,725 = Total de calorías
  (6-7 días de ejercicios por semana)
- Extra activo: TMB x 1,9 = Total de calorías
  (vida y trabajo muy activos y físicos)

El número total de calorías que recibas será entonces tu requerimiento calórico diario. Para los días de ayuno durante el 5:2 vas a consumir el veinticinco por ciento de ese número final.

Planifica tus comidas

Es importante saber de antemano lo que vas a comer los días de ayuno para evitar tentaciones o la excusa de que no tenías otra cosa que comer a la hora del almuerzo y te pasaste de calorías. Es difícil entender cuánto en realidad se puede comer cuando decimos seiscientas o quinientas calorías. Sin embargo, utilizando la tabla que aparece al final del libro podrás hacer las mejores combinaciones que te ayuden a mantenerte con más llenura y con la menor cantidad de calorías. Además, en el capítulo 17 encontrarás varias recetas que contienen esta cantidad de calorías, y aunque algunas son aproximadas te servirán de guía para no pasarte de la cantidad de calorías que se recomiendan en el ayuno 5:2.

No es necesario ser tan exactos tampoco, si en alguna ocasión comes un poco más de lo indicado no será el fin del mundo, a veces es difícil medir todo al dedillo, pero estas recetas nos dan una idea muy cercana de lo que representan quinientas o seiscientas calorías; en el capítulo 20 las combino para que tengas una mejor idea de cómo hacer tu propio plan semanal.

Si te preparas bien haciendo con anticipación tu menú de la semana y las compras respectivas, vas a hacer que las cosas fluyan mucho más fácilmente. Con el tiempo y la práctica irás aprendiendo qué comer esos dos días sin necesidad de complicarte mucho la vida.

Plan de siete días

Es recomendable que al inicio elabores un plan de siete días y lo lleves al pie de la letra. De esta forma podrás saber de antemano lo que comerás y no te encuentres con que no estabas preparado con tus platillos bajos en calorías y no puedas hacer el ayuno.

Si esto te sucede, no olvides que el ayuno intermitente es muy flexible; si planificas que el martes y el jueves serán tus días para ayunar y por alguna razón no lo pudiste hacer el martes, puedes moverlo al miércoles y mover el jueves al viernes, de esta forma no perderás esa semana de ayuno por un inconveniente de última hora.

Una buena idea es elaborar el menú completo para toda la semana, incluyendo los días que no vas a ayunar, así puedes incluir platos saludables, bajos en carbohidratos refinados, sin azúcar, con poca proteína, muchos vegetales y algo de fruta. No olvides agregarle grasas buenas y mantenerte hidratado tomando mucha agua. De esta forma te aseguras de no solo programar los días de tu ayuno 5:2, sino también de comenzar a alimentarte mejor y hacer los cambios necesarios en tu alimentación para que te provea nutrición y bienestar el resto de la semana.

A continuación encontrarás un prototipo de plan de siete días, con recetas para las diferentes comidas que podrás ver al final del libro, sin embargo, son para darte una idea de cómo realizar el ayuno 5:2 y que te inspires para luego hacer tus propias creaciones, siempre manteniendo tu menú dentro de las calorías requeridas durante los días de ayuno de la semana. Eso sí, tengo que aclarar que como soy vegetariana decidí no incluir ninguna receta con carnes, las razones para no hacerlo son muchas y muy personales, aunque estoy convencida de que estas son para el beneficio de todos en general, incluyendo a los animales. En el capítulo 14 podrás leer más sobre lo que pienso y siento al respecto, y porque quiero tomar este libro como una oportunidad para darte alternativas alimenticias y si quieres puedas probar un estilo de vida diferente en el cual no es necesario consumir animales, lo cual crea más sufrimiento en el planeta simplemente para satisfacer el paladar de algunos humanos. Muchos de mis seguidores muestran un gran interés por saber cómo comer sin proteína animal; bueno, esta es una oportunidad para aprender un poco sobre cómo comer saludablemente cuando se es vegetariano.

Finalmente, si quieres aún mejores resultados, la recomendación es que hagas ejercicios mientras practicas el ayuno 5:2, sobre todo los de alta intensidad a los intervalos recomendados para el ayuno intermitente, aunque puedes continuar con tu rutina actual si así lo prefieres. En el capítulo 11 verás más detalles sobre el entrenamiento de alta intensidad a intervalos. Además, es siempre buena idea caminar, levantar pesas y practicar estiramientos como el yoga.

En el plan que aparece a continuación te doy una idea del menú para cada día, las recetas completas las encontrarás en el capítulo 17.

El menú de los días de ayuno tendrá el número de calorías de cada plato, pero valiéndote de la tabla de calorías al final de este libro podrás ver cuántas contiene cada alimento y hacer tus propias combinaciones.

En el plan escogí el martes y el jueves como los días para realizar el ayuno, pero tú puedes cambiarlos dependiendo de tus propias necesidades y elegir los que te convengan mientras no sean contiguos, es decir uno tras otro, que no sea, por ejemplo, lunes y martes o miércoles y jueves.

Además, escogí dos días durante la semana laboral porque personalmente me parece mejor hacerlo cuando estoy ocupada con el trabajo y distraída con mis obligaciones a diferencia de los fines de semana cuando estoy libre y la restricción calórica se hace más evidente, además puede interferir con los compromisos familiares y sociales como desayunar con la familia o un almuerzo de domingo, de esta forma no es necesario poner a nadie en apuros ni sufrir viendo a los demás comer y, por otra parte, se disfruta mejor del fin de semana.

Pero tú decides tu horario en cuanto a los días que te sea más fácil. Además, como puedes comer tus calorías distribuidas entre desayuno y cena o en una sola comida, en este plan encontrarás las dos opciones: en uno de los dos días verás que puedes comer un desayuno temprano de ciento cincuenta y tres calorías y una cena con el resto de las calorías. La otra opción es comerse todas las calorías en una sola comida, a la hora del almuerzo o de la cena, y quizás en el desayuno si puedes aguantar todo el día sin comer hasta la mañana siguiente, tomando solamente los líquidos permitidos durante ese tiempo.

Las opciones que pongo en este plan para los días cuando no se hace el ayuno incluyen también recetas del ayuno 16:8 que son muy nutritivas y sin contar calorías, pero por supuesto que las puedes reemplazar por tus platos favoritos, que espero sean también alimentos de verdad.

Plan de siete días con el ayuno 5:2

LUNES

DESAYUNO:

- 1 vaso de agua con limón
- 1 taza de café
- 1 frasco de avena cruda, con canela, chía, banana y arándanos azules (*blueberries*) (pág. 157, receta #4, desayunos 16:8)

Endulzada con sirope de dátiles (pág. 135, capítulo 16) o unas gotas de stevia pura.

ALMUERZO:

Tocineta de tofu (pág. 165, receta #9, recetas básicas 16:8)
1 ensalada con semillas (pág. 152, receta #1, ensaladas 5:2)
Aderezo:
vinagre de sidra de manzana
sal marina del Himalaya al gusto
aceite de oliva extra virgen
Agua de flor de Jamaica (pág. 179, receta #4, recetas para controlar el hambre, capítulo 19)

CENA:

1 taza de frijoles mungo (pág. 168, receta #13, recetas básicas 16:8)
1 taza de arroz basmati (pág. 161, receta #3, recetas básicas 16:8)
1 taza de brócoli al vapor con aceite de oliva y sal (pág. 171, receta #17, recetas básicas 16:8)

MARTES: DÍA DE AYUNO

ALMUERZO: (503 CAL, MUJERES) (601 CAL, HOMBRES)
1 taza de sopa de calabaza (196 cal) (pág. 145, receta # 3, sopas 5:2)
1 porción de ensalada con quínoa (277 cal) (pág. 153, receta #2, ensaladas 5:2)
· naranja (30 cal)
Agua de Flor de Jamaica con stevia (0 cal)
Los hombres pueden agregar para llegar a 600:
8 almendras y 2 dátiles (98 cal)

MIÉRCOLES

DESAYUNO:
1 vaso de agua con limón

1 taza de café

Huevos revueltos sin huevos (pág. 155, receta #1, recetas para el desayuno 16:8)

1 rebanada de pan Ezequiel o similar

ALMUERZO:

1 taza de arroz de coliflor con perejil (pág. 150, receta #4, recetas básicas 16:8)

1 porción de tocineta de tofu (pág. 165, receta #9, recetas básicas 16:8)

1 ensalada pequeña con lechuga romana y medio tomate

Agua de Flor de Jamaica con gotas de stevia (pág. 179, receta #4, recetas para controlar el hambre, capítulo 19)

CENA:

Sopa de miso (pág. 180, receta #1, sopas 5:2)

Rollitos de sushi (pág. 150, receta #6, platos menos de 500, 5:2)

1 taza de té verde

JUEVES: DÍA DE AYUNO

(540 cal, mujeres) (605 cal, hombres)

DESAYUNO: 149 CALORÍAS

1 vaso de agua con limón

1 taza de café bulletproof (59 cal) (pág. 139, receta #1, desayuno 5:2)

1 banana (90 cal)

MERIENDA PARA MUJERES: (46 CAL)

1 taza de palitos de zanahoria (45 cal)

1 taza de yerba mate (1 cal) (pág. 177, receta #1, recetas para controlar el hambre, capítulo 19)

CENA: (345 CAL)

1 taza de sopa de miso (66 cal) (pág. 180, receta #1, sopas 5:2)

1 taza de pasta cruda de calabacín 5:2 (279 cal) (pág. 148, receta #4, platos menos de 500, 5:2)

1 vaso de agua de Flor de Jamaica con unas gotas de stevia (0 cal) (pág. 179, receta #4, recetas para controlar el hambre, capítulo 19)

Los hombres pueden agregar para llegar cerca de 600 calorías: ½ banana (45 cal)-3 dátiles (66 cal)

VIERNES

DESAYUNO:

1 vaso de agua con limón

Tofu con cebolla (pág. 148, receta #3, platos menos de 500, 5:2)

1 rebanada de aguacate

1 rebanada de pan Ezequiel o similar

1 taza de café con stevia

ALMUERZO:

Hongos portobello al ajillo (pág. 164, receta #8, recetas básicas 16:8)

Arroz basmati (pág. 161, receta #3, recetas básicas 16:8)

Té verde

CENA:

Sopa de calabaza (pág. 145, receta #3, sopas 5:2)

Tempeh con vegetales stir fry (pág. 164, receta #7, recetas básicas 16:8)

1 taza de mijo (pág. 160, receta #2, recetas básicas 16:8)

Té de manzanilla

SÁBADO

DESAYUNO:

Batido de proteína vegetal (pág. 155, receta #2, recetas para el desayuno 16:8)

Café sin azúcar

ALMUERZO:

Ceviche de hongos (pág. 149, receta #5, platos menos de 500, 5:2)

Quínoa con vegetales (pág. 169, receta #15, recetas básicas 16:8)

Té verde

CENA:

Pasta de calabacín con salsa de aguacate (pág. 163, receta #5, recetas básicas 16:8)

Pudín de chía con anacardos azules (*blueberries*) (pág. 142, receta #6, desayuno 5:2)

Agua de Flor de Jamaica (pág. 179, receta #4, recetas para controlar el hambre, capítulo 19)

DOMINGO

DESAYUNO:

Café bulletproof (pág. 139, receta #1, recetas para controlar el hambre, capítulo 19)

Panquecas de quínoa con mantequilla de maní y sirope de dátiles (pág. 158, receta #5, desayuno 16:8)

ALMUERZO:

Hummus con vegetales (pág. 147, receta # 2, platos menos de 500, 5:2)

Ensalada de tabule (pág. 174, receta #21, recetas básicas 16:8)

Té verde

CENA:

Pimientos rellenos con quínoa y tofu (pág. 168, receta #14, recetas básicas 16:8)

Ensalada pequeña de lechuga romana y tomate con sal, vinagre de sidra de manzana y · cucharadita de aceite de oliva extra virgen

Agua de Flor de Jamaica (pág. 179, receta #4, recetas para controlar el hambre, capítulo 19)

Mantenimiento

Cuando hayas llegado al peso ideal puedes hacer solamente un día de ayuno a la semana para de esta forma mantener los resultados alcanzados y no perder los beneficios que ofrece el ayuno para la salud. Para hacer este ayuno de mantenimiento 6:1 solo tienes que escoger el día de la semana más conveniente, y no tiene que ser el mismo todas las semanas, solo tienes que consumir las quinientas o seiscientas calorías permitidas.

Necesitas estar consciente de que este mantenimiento no va a ser muy efectivo si los otros seis días de la semana abusas de las cantidad y calidad de las comidas que ingieras. Cuando se come en forma desmedida y sin controlar la calidad de lo que se consume, es muy probable que el aumento de peso vuelva, y pronto.

Por eso insisto en practicar los cambios alimenticios que ofrezco en este libro y así comiences a comer con más consciencia y de una forma más productiva en cuanto a la cantidad y calidad de los alimentos basándote en la nutrición que ofrecen y no solamente en el sabor, verás que con el tiempo vas a ir desarrollando el gusto por estos nuevos sabores y eso te ayudará a seguir comiendo de forma limpia, sana y fresca.

No pierdas la motivación

No hay dudas de que es muy difícil controlar la ansiedad y las ganas de comer durante un ayuno, sobre todo si la persona está acostumbrada a comer sin limitaciones, a cualquier hora y lo que se le antoje. Es entonces cuando tenemos que hacer uso, no solo de la fuerza de voluntad, que ya sabemos puede ser muy débil, sino de otras herramientas que nos pueden ayudar a mantenernos firmes en nuestra decisión de comer solamente la cuarta parte de nuestra ingesta regular de alimentos.

En primer lugar, como lo he dicho antes, lo mejor que puedes hacer cuando estás ayunando es recordar a menudo, sobre todo cuando sientas deseos de comer, que mañana no tendrás que contar calorías y podrás comer lo que quieras y a la hora que desees, esto es un gran motivador para aguantar, al igual que recordar cuánto has bajado o bajarás de peso y lo bien que te sientes en todo sentido. Es muy probable que estas cosas te ayuden a darte cuenta de que a veces vale la pena aguantar ese antojo momentáneo de comernos ¡todo lo que se nos ponga al frente!

Sin embargo, al principio es muy probable que esto no sea suficiente para detener la ansiedad y la desesperación que causa el hambre, por eso debemos asegurarnos de que tenemos los elementos necesarios para controlar el hambre en esos momentos como el té, el café, el caldito o la chía que aparecen en el capítulo 17.

Por último, mientras ayunas no te expongas a situaciones que te hagan más difícil mantenerte firme. Por eso es importante elegir los días del ayuno con mucho cuidado para que no tengamos que ir a un evento social donde sabemos que habrá mucha comida y bebidas.

Debes evitar también lugares que te despierten el deseo de comer por sus olores como las panaderías o restaurantes, o la casa de tu mamá a la hora de la comida.

Una cosa que nunca puedes olvidar durante todo este proceso es la razón por la que comenzaste. Por eso cuando estés a punto de mandar todo al demonio y echarle mano a esa pizza, detente y recuerda cuál fue la razón por la que empezaste a hacer este ayuno en primer lugar, tu meta y lo mal que te vas a sentir un rato después de comerte esa pizza. Si es necesario salir corriendo del lugar que tiene los olores, sabores y personas que te incitan a romper el ayuno, hazlo.

Créeme que después de unas cuantas veces y de ver los resultados tendrás cada día más voluntad y fuerza para decir no sin ningún problema a todas esas tentaciones.

CAPÍTULO 10

El ayuno 16:8

«El ayuno es un camino real hacia la sanación para cualquiera que acepte tomarlo para la recuperación del cuerpo, la mente y el espíritu. La cura del ayuno salvó mi vida al principio de mi carrera médica».

OTTO BUCHINGER.[1]

Este estilo de ayuno intermitente diario es el más popular quizás por ser el más fácil de llevar a cabo, ya que en realidad lo único que se tiene que hacer es omitir una de las tres comidas del día, dejando de comer por un periodo de dieciséis horas entre la última comida del día y la próxima. Muchas personas lo hacen omitiendo el desayuno para luego almorzar y cenar dentro de un periodo de ocho horas. Otras personas que gustan de desayunar por ser la única oportunidad del día de sentarse con la familia alrededor de la mesa o porque amanecen con hambre, prefieren omitir la cena, en ese caso desayunan y almuerzan durante la ventana alimenticia de ocho horas y ya no cenan. Todo depende de lo que resulte más conveniente. La idea es no comer por un periodo de dieciséis horas para que el cuerpo comience a quemar grasa una vez que haya agotado sus reservas de glucosa, algo que sucede luego de ocho a doce horas después de comer.

Personalmente me parece el más sencillo de hacer y lo he hecho por varios meses hasta ahora sin problemas, en realidad en la actualidad ya no lo hago con la intención de investigar que tan efectivo es para perder peso o mejorar ciertos aspectos de la salud, sino porque me acostumbré a no desayunar, o mejor dicho, usé al ayuno como la excusa perfecta para no desayunar. En el capítulo 15 les contaré con más detalles mi experiencia con este ayuno y si obtuve o no resultados.

Según su creador, Martin Berkhan, un fisicoculturista sueco, las muje-res tienen mejores resultados con ayunos más cortos, por eso recomienda que hagan catorce horas de ayuno cada día mientras que los hombres deben estar dieciséis horas sin comer. Durante el tiempo restante, es decir diez horas las mujeres y ocho horas los hombres, se pueden realizar dos o tres comidas dependiendo del hambre y la preferencia, eso sí, siempre hay que romper el ayuno de una forma paulatina y no ¡atragantarse de comida cuando hayan pasado las horas! Al igual que los otros ayunos, en el tiempo sin comer entran las horas de sueño, inclusive cuando en vez del desayuno se deja de cenar o, como en mi caso, se deja de desayunar. Este ayuno también se puede adaptar a cualquier estilo de vida.

Es muy común leer, sobre todo por Internet que aunque la persona se alimente con comida chatarra solamente, el ayuno intermitente funciona de igual manera que si cuidara lo que come, y en realidad para algunos esto podría ser así; sin embargo, como es lógico si se consume una dieta baja en carbohidratos y procesados, los resultados van a ser mejores desde todo punto de vista, más aún en cuanto a la salud.

El doctor Joseph Mercola ha sido uno de los primeros propulsores del ayuno intermitente; él advierte que comer enormes cantidades de comida chatarra en las horas de alimentación puede ser contraproducente.[2] Según él, el ayuno intermitente es un estilo de vida y no una dieta, lo que incluye elegir alimentos saludables cada vez que se come, disminuir la cantidad de carbohidratos y reemplazarlos con grasas buenas como el aceite de coco, de oliva, aceitunas, mantequilla, huevos, aguacate y nueces. Aclara que toma varias semanas para que el cuerpo se transforme en una eficiente máquina quema grasa, momento en que los antojos por comida chatarra y carbohidratos desaparecen automáticamente.

Entre sus recomendaciones están hacer el desayuno o la cena, pero no ambas comidas en un día, cenar al menos tres horas antes de ir a dormir, comer alimentos de verdad y evitar los procesados, la comida rápida y las meriendas azucaradas, beber mucha agua y evitar las bebidas dulces.

Durante el periodo de alimentación, Mercola también recomienda consumir la mayor cantidad de calorías en la primera comida del día, es decir en el almuerzo, de un treinta y cinco a un cuarenta por ciento de las calorías diarias, y durante el periodo de ayuno se puede tomar mucha agua, café negro sin azúcar, aunque algunos le agregan una cucharada de leche entera y otros preparan lo que se conoce como el café bulletproof, cuya receta podrás ver en el capítulo 12, donde encontrarás varias opciones de bebidas para controlar el hambre durante los diferentes ayunos, algo que te hará falta, sobre todo en el comienzo, cuando el hambre se siente con más fuerza y frecuencia. Pero no te desesperes porque pronto comenzarás a notar con sorpresa como esta va a ir desapareciendo paulatinamente.

Emociónate

Al igual que con el ayuno 5:2, la emoción es un ingrediente que debemos poner en este proyecto. Cuando nos emocionamos queremos hacer las cosas con más ganas y lo antes posible, así que te invito a que le agregues ese toque de emoción desde ya.

Cómprate también para este ayuno un cuaderno o una libreta especial, al igual que un lápiz o un bolígrafo con el que te guste escribir por la forma como rueda por el papel. Si lo prefieres hacer digitalmente en tu teléfono o computadora está bien, solo ten en cuenta que cuando se escribe en papel la persona tiende a recordar y a entender mejor lo que escribe.

Establece tus propias metas

Al igual que con el ayuno 5:2, anota todas las razones por las cuales quieres hacer el ayuno, para qué lo quieres hacer, y define tu motivación principal, recuerda que si se trata de complacer a otros es muy probable que no solo no tengas éxito, sino que no disfrutes del proceso ni te sientas orgulloso de ti mismo, sino frustrado y con ganas de culpar a esa persona por el hambre y cada obstáculo que se te presente.

Anota cuánto peso quieres perder y la fecha para cuándo quieres ver esos resultados. Pero sé realista y no te engañes, ponte metas que sean realizables en un periodo razonable. Es mejor esperar menores resultados a sentirse desilusionado por haber esperado mucho en poco tiempo.

Según el doctor Fung, con este tipo de ayuno la pérdida de peso inicial en los primeros días es muy alta, de una a dos libras diarias, pero lo que se pierde es principalmente agua, que se vuelve a ganar al comer. Después de esto se puede llegar a perder hasta media libra de grasa cada día de ayuno. Sin embargo, él advierte que la pérdida de peso con este ayuno varía enormemente con cada persona y que mientras más se haya batallado con la obesidad más difícil es perder peso, por lo que se hace necesario ser paciente y persistente.[3]

Si estás haciendo el ayuno por razones de salud, entonces es importante escribir también en tu libreta o cuaderno nuevo cuáles aspectos de tu salud quieres mejorar, si son los niveles de azúcar en la sangre, el colesterol, etc. Si tienes los resultados de estos exámenes antes de comenzar, anótalos en tu cuaderno con la fecha, así podrás en el futuro, después de haber hecho tu ayuno por un tiempo razonable y bajo la supervisión de tu doctor ,volver a hacértelos y comparar si ha habido algún cambio o mejoría.

Por eso es también una buena idea visitar a tu médico y hacerte los exámenes básicos de sangre. En ese momento puedes compartir con él o ella tus planes de comenzar a ayunar y así puedes escuchar sus recomendaciones, sobre todo le puedes pedir su opinión y supervisión si sufres de alguna condición de salud.

Mídete antes de comenzar

Para este tipo de ayuno, las medidas más importantes para llevar la cuenta de tu progreso son el peso y la circunferencia de tu cintura. Con estos dos números podrás observar fácilmente los cambios que se vayan produciendo con el paso del tiempo.

Sin embargo, no es mala idea sacar también las otras medidas que enumero en el 5:2 porque te darán una idea de tu nivel de gordura y cuántas calorías en realidad necesitas para sobrevivir y perder peso. Te aseguro que al compararlas con las que consumes actualmente te quedarás sorprendido al notar cuántas calorías estás comiendo en exceso y que no son de la mejor calidad.

Escoge tu mejor horario

Como he dicho varias veces, el ayuno intermitente es fácil de llevar porque se puede adaptar a nuestro estilo de vida. El ayuno 16:8 se puede hacer simplemente eliminando el desayuno y asegurándose de que la primera comida del día sea justo dieciséis horas después de haber hecho la última, aunque en el caso de las mujeres podrían ser catorce.

La forma en que comúnmente se practica es incluyendo las horas del sueño dentro del ayuno, es decir contando las horas que pasamos durmiendo. Esto, por supuesto, lo hace sentir mucho más corto porque no nos damos cuenta de que no estamos comiendo mientras dormimos.

Sin embargo, para algunas personas es difícil dejar de desayunar por diferentes razones, ya sea porque amanecen con hambre, o sienten más apetito en las horas de la mañana, o porque están acostumbradas a comer apenas se levantan, o simplemente porque por su horario de trabajo les es más conveniente desayunar. Para estas personas, la forma de hacer el ayuno 16:8 sería entonces, desayunar y almorzar, pero eliminar la cena, es decir si desayuna a las siete de la mañana, su última comida debe ser a las tres de la tarde para tener una ventana alimenticia de ocho horas, entonces ayunaría desde las tres de la tarde hasta las siete de la mañana siguiente.

De esta forma también estaría omitiendo una comida, para tener un periodo sin comer de dieciséis horas, pero en lugar de dejar de desayunar, estaría dejando de cenar.

La flexibilidad de este ayuno te permite, a diferencia de algunas dietas, cambiar el horario si algún día necesitas desayunar por algún evento de trabajo o familia que se presente o igualmente si te invitan a una cena a la que no se pueda decir que no. Además, si en realidad fallas un día y rompes el ayuno antes de tiempo, no va a ser el fin del mundo, ya que puedes comenzar al día siguiente, eso sí, es una vez, muy esporádicamente, ojo y no uses esto como excusa para romperlo a cada rato porque no te va a funcionar. Lo cierto es que cuando comienzas algo sabiendo que tiene esta flexibilidad, ya lo haces con la tranquilidad de saber que lo puedes ajustar o cambiar de ser necesario sin mayores complicaciones.

Al comenzar con el ayuno intermitente 16:8 escribe tu plan de siete días para que tengas asegurado el éxito y puedas hacer tus compras y preparativos con tiempo. Para eso encontrarás en el capítulo 21 tu propio plan 16:8, úsalo llenando los espacios cuando decidas comenzar para que te sirva como guía; créeme que anotar las comidas y llevar por escrito el control de los horarios te va a facilitar mucho las cosas al principio. Aunque este plan no es complicado, ya que lo único que tienes que hacer en realidad es omitir una comida, es una buena idea escribir lo que vas a comer y asegurarte de que sea algo saludable, de esta forma podrás evitar caer en tentaciones por no tener planificadas y preparadas tus comidas. También, tener un plan ayuda a no comer más de la cuenta para compensar la comida que eliminamos.

Como verás, escogí eliminar el desayuno, pero, como ya mencioné, tú puedes escoger eliminar la comida que más te convenga, solo es cuestión de programarse para no comer durante dieciséis horas y comer solamente dentro de una ventana alimenticia de ocho horas. Las ideas del menú son con platos vegetarianos, siéntete libre de cambiar la proteína vegetal que ahí pongo por la que tú prefieras, ya que en este tipo de ayuno no hay restricciones calóricas y se puede comer en realidad lo que desees dentro de tu periodo de alimentación. Por supuesto, durante tus horas de ayuno puedes tomar agua, te y café sin azúcar, pero sin límites, también, sobre todo cuando sientas hambre o ansiedad, visita el capítulo 19 para que veas cómo controlar el hambre en esos momentos.

Para obtener mejores resultados es importante implementar o continuar con una rutina de ejercicios, caminar, levantar pesas o hacer estiramientos como yoga. Los ejercicios de alta intensidad que explico en el capítulo 11 son los más recomendados por su efectividad y porque, además, requieren de muy poco tiempo para hacerlos.

Plan de siete días para el ayuno 16:8

LUNES

ALMUERZO:

Ensalada de colores (pág. 174, receta #22, recetas básicas 16:8)

1 taza de quínoa (pág. 159, receta #1, recetas básicas 16:8)

1 taza de lentejas (pág. 167, receta #12, recetas básicas 16:8)

CENA:

Brócoli al vapor con aceite de oliva y sal (pág. 171, receta #17, recetas básicas 16:8)

Hongos portobello al ajillo (pág. 164, receta #8, recetas básicas 16:8)

1 taza de arroz basmati (pág. 161, receta #3, recetas básicas 16:8)

MARTES

ALMUERZO:

Sopa de miso (pág. 180, receta #1, sopas 5:2)

Sándwich de lechuga romana con tocineta de tofu (pág. 166, receta #10, recetas básicas 16:8)

CENA:

Ensalada de col rizada con garbanzos (pág. 173, receta #20, recetas básicas 16:8)

1 taza quínoa con vegetales (pág. 169, receta #15, recetas básicas 16:8)

MIÉRCOLES

ALMUERZO:

Tocineta de tofu (pág. 165, receta #9, recetas básicas 16:8)

1 taza de quínoa (pág. 159, receta #1, recetas básicas 16:8)

Ensalada pequeña de tomate, pepino y col rizada masajeada

CENA:

Sopa de calabaza (pág. 145, receta #3, sopas 5:2)

Cacerola de mijo con vegetales mixtos (pág. 171, receta #18, recetas básicas 16:8)

JUEVES

ALMUERZO:

Ensalada de remolacha (betabel) con cebolla (pág. 173, receta #20, recetas básicas 16:8)

Sopa de lenteja (pág. 167, receta #12, recetas básicas 16:8)

1 taza de quínoa (pág. 159, receta #1, recetas básicas 16:8)

CENA:

Ensalada básica (pág. 172, receta #19, recetas básicas 16:8)

Calabacín relleno con tempeh (pág. 170, receta #16, recetas básicas 16:8)

VIERNES

ALMUERZO:

Ceviche de hongos en hojas de lechuga romana (pág. 149, receta #5, platos menos de 500 5:2)

Cacerola de mijo con vegetales mixtos (pág. 171, receta #18, recetas básicas 16:8)

CENA:

Caldo básico con los vegetales (pág. 144, receta #2, sopas 5:2)

Pasta de calabacines con salsa de aguacate (pág. 163, receta #5, recetas básicas 16:8)

SÁBADO

ALMUERZO:

Stir fry de vegetales (pág. 163, receta #6, recetas básicas 16:8)

Arroz basmati (pág. 161, receta #3, recetas básicas 16:8)

Hummus con vegetales (pág. 147, receta #2, platos menos de 500, 5:2)

Pudín de chía con fresas (pág. 142, receta #6, desayuno 5:2)

CENA:

Hongos portobello al ajillo (pág. 164, receta #8, recetas básicas 16:8)

Quínoa con vegetales (pág. 169, receta #15, recetas básicas 16:8)

DOMINGO

ALMUERZO:

Guacamole con vegetales (pág. 146, receta #1, platos menos de 500, 5:2)

Pimientos rellenos con quínoa y tofu (pág. 168, receta #14, recetas básicas 16:8)

CENA:
> Sopa de miso (pág. 180, receta #1, sopas 5:2)
> Rollitos de sushi (pág. 150, receta #6, platos menos de 500, 5:2)
> Ensalada de remolacha (betabel) con cebolla (pág. 173, receta #20, recetas básicas 16:8)

Mantenimiento

En realidad es muy probable que una vez que hagas y te adaptes al ayuno 16:8 no quieras volver a comer como antes. Este ayuno es muy flexible y, una vez alcanzada la meta, puedes tomar el fin de semana libre o cambiar el horario de las comidas que vas a omitir, dependiendo de las necesidades, así como la cantidad de horas ayunando, si quieres ayunar por menos horas y tener una ventana de alimentación más larga también lo puedes hacer sin ningún problema.

Lo mismo sucede, pero al contrario, si te estancas con el peso. Muchas personas llegan a un punto donde la pérdida de peso se detiene y necesitan hacer un cambio de rutina. En esos casos pueden aumentar las horas de ayuno, cambiar al 5:2 o a un ayuno de veinticuatro horas.

En mi opinión, si has hecho un cambio en tu alimentación y estilo de vida, vas a ver resultados en muchos aspectos de tu vida y, por lo tanto, es muy probable que quieras seguir mejorando cada día, no solamente por el peso, sino porque vas a sentir el cambio en tu salud física, mental y emocional.

Lo que no se debe comer en la ventana de alimentación

Este libro no es para que hagas el ayuno como una dieta más, sino el primer paso que darás para comenzar la transformación más grande de tu vida. Durante tu ventana de alimentación, es decir las ocho horas que tienes para comer (o nueve o diez, dependiendo de cómo hagas tu ayuno intermitente), evita comer los alimentos que hemos mencionado anteriormente y que solo te aportarán calorías vacías que te engordan y no te alimentan. Yo sé que en un principio podría ser un poco difícil dejar de comer esos productos a los que estás tan acostumbrado y seguramente echarás de menos durante el ayuno, pero poco a poco ve sacándolos de tus comidas y verás que llegará el momento en que lo pensarás dos veces antes de comerlos de nuevo, sobre todo cuando comiences a ver los resultados. Algo con lo que no deberías negociar es con el azúcar, la cual debes eliminar en todas sus formas, y asegúrate de revisar muy bien las etiquetas de los productos que consumas porque, por lo general, la tienen escondida y muchas veces bajo otros nombres como dextrosa, fructosa, maltosa, maltodextrina etc.

Como son tantos los nombres bajo los que esconden el azúcar, lo mejor es evitar los productos procesados que además contienen una cantidad de ingredientes químicos que no son alimentos y hacen daño. Como guía recuerda no consumir cosas que vengan en cajas, bolsas, paquetes, que tengan etiquetas y cuyos ingredientes no puedas pronunciar.

Elimina las sodas. Una lata contiene más de nueve cucharaditas de azúcar y no te alimenta, así que piénsalo bien antes de tomarte una, mejor bebe un refrescante vaso de agua en su lugar.

Los jugos de fruta tampoco son recomendables por la misma razón, son altos en azúcar y por ser líquido terminas consumiendo más cantidad. Es preferible que te comas la fruta entera que te va a llenar y alimentar más.

En cuanto a las bebidas alcohólicas he leído información contradictoria, pero pienso que si estamos tratando de perder peso, mejorar nuestra salud y cambiar el estilo de vida, debemos limitar el consumo de las mismas ya que son altas en calorías.

La comida rápida puede ser muy conveniente para las personas que llevan una vida muy ocupada y no tienen tiempo para cocinar; sin embargo, es recomendable hacer el esfuerzo para evitarlas. Se puede cocinar el domingo para toda la semana y guardar la comida en porciones; a pesar de que representa más trabajo el fin de semana, esto va a facilitar el proceso en los primeros días y va a ayudar a que comiences a comer limpio, sano y fresco.

La comida chatarra, chucherías, galleticas, papitas, y todas esas bolsitas que compras en máquinas, olvídalas, no te alimentan, son procesados y te engordan poquito a poquito, y casi sin darte cuenta.

Las harinas blancas, que son altamente refinadas, tampoco nos ayudan a tener una vida sana. Además, muchas personas son sensibles al gluten, que es una proteína del trigo, y cuando comen pan, pasta y productos hechos con harina de trigo se sienten mal, con demasiada llenura y el abdomen inflamado. Y por supuesto engordan.

De ahí la importancia de planificar bien antes de comenzar el ayuno. Si no estás preparado y llevas contigo los alimentos que más te convienen para cada comida, te arriesgas a caer en tentaciones que te van a arruinar tus planes.

No pierdas la motivación

Ante todo, no dejes que nada de esto te haga perder la motivación. Ten presente que este patrón alimenticio no es una dieta estricta en la que necesitas contar calorías diariamente y pasar hambre; resulta muy fácil de hacer, es gratis y además ahorras. A diferencia de las dietas de hambre que existen por ahí, cuando no estás comiendo, sabes que será solo por unas horas y que comerás al final del día o al día siguiente, y que el hambre que puedas sentir en el comienzo se te va a quitar eventualmente. Por último, también recuerda que si fallas un día no pasa nada, lo continúas al día siguiente.

CAPÍTULO 11

Los ejercicios y el ayuno

«Lo que ocurre en la mente afecta el cuerpo y viceversa. La mente
y el cuerpo no pueden ser considerados independientemente.
Cuando los dos están fuera de sincronización, entonces
ambos, estrés emocional y físico, pueden aparecer».

HIPÓCRATES[1]

Una de las preguntas más frecuentes que se hacen las personas que quieren comenzar a hacer el ayuno intermitente es si pueden hacer ejercicios mientras ayunan. Esto se debe a que muchos piensan que cuando se deja de comer por varias horas las personas se debilitan y no pueden hacer tareas que demanden energía física como los ejercicios. Sin embargo, esta es una percepción equivocada. Como hemos explicado, el cuerpo nunca deja de recibir energía para funcionar mientras ayuna, al contrario, cuando usa su propia grasa como combustible funciona más eficientemente. Durante el ayuno, el cuerpo comienza a quemar glucógeno, azúcar almacenada en el hígado, pero como durante el ejercicio hay más demanda de energía, estos depósitos se agotan más rápidamente, aunque según el doctor Fung el cuerpo tiene en esos depósitos suficiente glucógeno hasta para veinticuatro horas, por lo que se puede hacer bastante ejercicio antes de agotarse.[2] Una vez que se gastan estos depósitos, el cuerpo aún tiene otra fuente de energía en forma de grasa y en ese momento hace el cambio, entonces comienza a utilizarla como combustible. Hacer ejercicios durante el ayuno entrena a los músculos para quemar grasa y en lugar de depender de los depósitos limitados de glucógeno se pueden usar cantidades ilimitadas de energía de los depósitos de grasa.

De acuerdo con el doctor Joseph Mercola, hacer ejercicios con el estómago vacío ofrece una serie de beneficios para la salud y para estar en forma, y podría ser la clave para mantener el cuerpo biológicamente joven, en parte porque complementa al sistema nervioso simpático que se encarga de controlar los procesos para quemar grasa que se activan con el ejercicio y la falta de alimento. También porque el ayuno aumenta los niveles de la hormona de crecimiento humano, conocida como la hormona del *fitness* o desenvolvimiento físico. Además, combinar ayuno y ejercicio mejora el proceso que fuerza la descomposición de la grasa y del glucógeno en energía, lo que hace que el cuerpo queme la grasa de forma más efectiva sin sacrificar masa muscular.[3]

Como vemos, durante el ayuno el cuerpo se convierte en una verdadera máquina quema grasa, ya que al no tener otra fuente de combustible para realizar sus funciones regulares se ve obligado a usar la grasa que tiene muy bien almacenada, pero esto es algo que no sucede mientras la persona está ingiriendo seis comidas al día, ya que cada vez que come reabastece al cuerpo de glucosa y glucógeno necesarios, los cuales son para el cuerpo una fuente de energía mucho más fácil de obtener y quemar. Por eso ejercitarse durante las horas del ayuno es una forma de asegurarse de que se va a quemar más grasa que cuando se hace ejercicios inclusive horas después de haber comido.

No hay duda de que hacer ejercicios físicos trae un sinnúmero de beneficios a nuestra salud.

Entre ellos reducir el riesgo de:

- Enfermedades del corazón
- Diabetes tipo 2
- Algunos tipos de cáncer
- El síndrome metabólico

También mejora:

- La salud mental
- El estado de ánimo
- La depresión
- Aumenta la energía
- Ayuda a controlar el peso

- Fortalece los huesos y músculos
- Tiene efectos rejuvenecedores

Sin embargo, estos beneficios, aunque parezca mentira no son motivación suficiente que impulse a muchas personas a comenzar a ejercitarse. En realidad, un gran número de personas no hacen ejercicios porque simplemente no les gusta, otras no los consideran una prioridad en su vida y por eso no los hacen, entonces se valen de las mismas excusas de siempre para no hacerlos, las cuales en muchos casos son válidas, como la falta de tiempo libre. Pero precisamente es aquí donde fallamos, porque el tiempo que se utiliza para este tipo de actividades físicas debe estar marcado entre las obligaciones personales como cepillarse los dientes, bañarse, etc.

La cantidad recomendada por las autoridades de la salud es de ciento cincuenta minutos de ejercicios, cinco días a la semana, eso equivale a media hora cada día. Aunque esa cantidad de tiempo pueda parecer poca, sacar ese tiempo entre tantas obligaciones no es tan fácil para muchas personas como parece. Más aún, no solo se trata de los treinta minutos haciendo los ejercicios, sino también hay que tomar en cuenta el tiempo que se requiere para llegar al sitio donde se van a hacer, ya sea el gimnasio o el parque, cambiarse de ropa, etc., y después de hacerlos hay que tomar una ducha, vestirse, y para las mujeres arreglarse el cabello, maquillarse, etc. Todo esto convierte esa media hora en una hora y hasta en hora y media.

Buenas y malas noticias

Empecemos con las malas. ¡Hemos perdido el tiempo! Así como lo oyes, ya no hay que matarse horas en el gimnasio para quemar grasa porque eso no funciona, al contrario, se ha demostrado que entrenar mucho y muy duro puede afectar los niveles en la sangre de neurotransmisores importantes como glutamina y dopamina y 5-HTP, un precursor de la serotonina, esto puede ocasionar síntomas de depresión y fatiga crónica. También el estrés causado por el exceso de ejercicios puede llevar a sufrir condiciones como el hipotiroidismo, que puede ser causa de depresión, aumento de peso y problemas digestivos.[4]

Pasar horas practicando rutinas superintensas produce un aumento en los niveles de cortisol, la llamada hormona del estrés, puede provocar fatiga crónica, depresión, problemas del sueño y digestivos, además de un aumento del peso y de la grasa en el abdomen, algo que obviamente no está buscando alguien que pasa horas haciendo ejercicios.

Pero tampoco ayuda a quemar grasa hacerlos lentamente y sin intensidad. Estudios tras estudios, dice Michael Mosley en su libro *The Fastexercise*, han demostrado que el ejercicio convencional de baja intensidad, como trotar o nadar, muy rara vez conlleva a la pérdida de peso.[5]

La buena noticia es que para perder grasa y peso, además de mejorar la capacidad aeróbica, lo mejor es hacer ejercicios cortos e intensos, como el método llamado Entrenamiento de alta intensidad a intervalos (HIIT, por sus siglas en inglés), el cual es el más recomendado para acompañar el ayuno intermitente.

Hace algunos años cuando escuché hablar del HIIT por primera vez me pareció fantástico. La promesa era que, en pocos minutos, entre diez y quince, se podía obtener una mejor respuesta en la quema de grasa que haciendo un entrenamiento de una hora y media.

En líneas generales, el HIIT es una técnica que consiste en realizar una actividad física de la forma más intensa posible, dando todo lo que se pueda ser capaz de dar en ráfagas de tiempo muy cortas, solo segundos, seguidas por un intervalo de recuperación también muy corto.

Los beneficios son muchos:

- Aumenta la producción de la hormona del crecimiento
- Mejora la salud cardiovascular
- Retrasa el proceso de envejecimiento
- Tonifica los músculos
- Aumenta la energía
- Reduce la grasa abdominal

Este estilo de entrenamiento no es nuevo y ha sido estudiado y utilizado por atletas durante décadas. Sin embargo, su aplicación a personas no atléticas ha sido objeto de varios estudios que han determinado que el HIIT ayuda a mejorar el desenvolvimiento atlético o *fitness*, la sensibilidad a la insulina más rápidamente que haciendo los ejercicios regulares y es más eficiente en cuanto a tiempo que otro tipo de entrenamiento cuando se quiere aumentar masa muscular y quemar grasa.[6]

La explicación científica que ofrece el doctor Mosley es que el entrenamiento de alta intensidad a intervalos tiene un efecto directo sobre la mitocondria, una estructura pequeña localizada en el interior de las células, encargada de suministrar la mayor parte de la energía necesaria para la actividad celular. Su trabajo es convertir materiales como el oxígeno y la glucosa en energía para alimentar el cuerpo. Cuando se realiza un ejercicio aeróbico lo que se busca es que la mitocondria produzca más energía. El entrenamiento de alta intensidad conduce a la producción de un número mayor de mitocondrias más activas que con el ejercicio regular, también hace que los músculos produzcan mitocondrias nuevas y más eficientes que convierten la comida que se consume en energía para quemar. Mientras más mitocondrias se tienen, más energía producen y más grasa y azúcar consumen.[7]

Es importante antes de comenzar a implementar una rutina como el entrenamiento de alta intensidad a intervalos, asegurarse de que no se tenga ninguna condición de salud que no permita realizar ejercicios intensos, no solo para hacer el HIIT, sino en cualquier otro tipo de ejercicios, sobre todo si no estamos acostumbrados. A pesar de que existe el temor de que esos escasos minutos de intensidad extrema puedan provocar un ataque al corazón o un accidente cerebrovascular, está comprobado que el HIIT disminuye este riesgo ya que hace al músculo del corazón más grande y eficiente.

La forma como se practica el HIIT o entrenamiento de alta intensidad a intervalos consiste en alternar, como su nombre lo indica, periodos de ejercicio intenso con periodos de recuperación. Hay diferentes métodos para hacerlo. El doctor Mosley asegura que con tan solo tres a diez minutos de ejercicios al día, tres veces a la semana, se pueden obtener excelentes resultados. En su libro él explica que la forma como hizo el HIIT en un principio fue en una bicicleta estacionaria, haciendo un calentamiento de dos minutos, aumentando luego la velocidad al máximo por veinte segundos y bajando la velocidad para recuperar el aliento por unos dos minutos más. ¡Esto lo repite un total de tres veces y listo!

Mi experiencia

La forma como yo lo hago toma un poco más de tiempo, entre quince a veinte minutos, aunque aún se puede considerar un periodo bastante corto, sobre todo si es el único entrenamiento del día para quemar grasa y en una caminadora o estera (*treadmill*) o simplemente caminando por la calle.

Lo primero es un calentamiento de por lo menos cinco minutos, luego realizo un máximo de siete intervalos:

1. Comienzo a correr tan rápido como sea posible durante cuarenta y cinco segundos o un minuto, dependiendo del día.
2. Bajo la velocidad de la estera y procedo a caminar para recuperarme durante un minuto o minuto y medio hasta recuperar un poco el aliento. Esto lo repito siete veces y luego camino lentamente al menos tres minutos para el enfriamiento.

Lo puedes comenzar a hacer un mínimo de cinco veces, cerrando con cinco minutos de enfriamiento.

La parte del ejercicio debe hacerse con toda la intensidad posible, dando un cien por ciento de lo que tienes, es decir si estás corriendo debes hacerlo como si el monstruo más feo y peligroso te estuviera persiguiendo, o si estás usando una bicicleta debes pedalear a más no poder.

La cantidad de tiempo que utilices en el ejercicio va a depender de tu estado físico.

Lo mejor es que el Entrenamiento de alta intensidad a intervalos en realidad no necesita equipo especial, lo puedes realizar subiendo y bajando las escaleras, saltando cuerdas, haciendo sentadillas, saltos o *burpees*, levantando pesas libres o con el peso de tu propio cuerpo realizando salto de rana, sentadillas, lagartijas, etc. Si no estás acostumbrado a hacer ejercicios y apenas vas a dejar la comodidad del sofá, debes comenzar poco a poco. Podrías hacer una caminata diaria de treinta minutos por un tiempo y cuando te sientas con más fuerza hacer un par de carreritas rápidas e intensas, e ir aumentando la cantidad e intensidad de acuerdo a como te vayas sintiendo. No hay duda de que si no te has movido hasta hoy, lo que hagas te va a beneficiar, y no hay razón para precipitarse y querer de pronto ser experto en HIIT.

Los ejercicios físicos en general van siempre a depender de la condición en que se encuentre cada persona y debe ser algo muy individual.

Es necesario que hagas lo que hagas siempre le prestes atención a la forma como reacciona tu cuerpo, si te cansas mucho haciendo un minuto, entonces trata con cuarenta y cinco segundos, y si eso te agota demasiado haz treinta segundos.

Igualmente pasa con el periodo de recuperación, si es necesario que te tomes dos minutos o más para recuperar el aliento está bien, ya irás cortando tus tiempos y eso te va a motivar aún más cuando veas cómo vas desarrollando resistencia y aguante.

Exagerar la cantidad de repeticiones y la intensidad de los ejercicios no te va a dar mejores resultados y como vimos te puede provocar un efecto opuesto.

La recomendación es hacer estos ejercicios dos o tres veces por semana, pero si no te gusta la idea de hacer el HIIT, cualquier tipo de ejercicio que hagas, ya sea caminar, nadar, bailar, o cualquier otro te va a dar sus frutos, porque como ya vimos, aparte de los grandes beneficios que tienen para la salud, del cuerpo y de la mente, ayudan a quemar aún más grasa cuando los hacemos durante el ayuno intermitente.

CAPÍTULO 12

Cómo controlar el hambre

«El hambre es un estado mental, no un estado del estómago».

JASON FUNG[1]

La idea de no poder comer por horas es algo que asusta a muchos. En nuestra sociedad tener hambre es considerado un problema que debe ser solucionado cuanto antes y muchas personas comentan que tienen hambre quejándose como si fuese algo doloroso.

No estamos acostumbrados a esta sensación que, dicho sea de paso, es natural y parte de nuestra vida. Es una señal que nos envía el cerebro para que repongamos el combustible y que el cuerpo pueda continuar con sus labores, pero no quiere decir que si no comemos en los próximos minutos estamos poniendo nuestra vida en peligro.

Pero pareciera que inconscientemente muchas personas se sienten así y sufren si no pueden ir a comer de inmediato, o al menos ingerir algo que les calme el hambre momentáneamente mientras llega la hora de comer. Hay quienes le temen tanto a esta sensación que prefieren salir a almorzar sin tener hambre, solo para evitar sentirla.

Claro que estamos hablando del hambre física verdadera, no del hambre psicológica que poco tiene que ver con tener el estómago vacío, sino con el vacío emocional que sienten muchas personas.

Estamos tan acostumbrados a tener alimentos disponibles todo el tiempo que la sola idea de que falten, aunque sea por un día, es preocupante. Esto lo vemos en los supermercados cada vez que viene un día feriado y la tienda anuncia que cerrará sus puertas ese día y muchos se precipitan a comprar cosas que ni siquiera necesitan, pero lo hacen por si acaso les hace falta mientras el mercado esté cerrado. Es una locura, pero sucede. Cuando pensamos que algo va a escasear se crea una preocupación inmediata y una necesidad urgente de tener ese algo, por banal que sea.

Mi experiencia

Cuando empecé a probar el ayuno intermitente 16:8 me sucedió algo parecido. A pesar de que por años he dejado de comer durante varios días haciendo mi detox con jugos verdes al menos cuatro veces al año, sentí esa sensación de que tenía que prepararme para la escasez que vendría. Sin darme cuenta, a la hora de empacar mi almuerzo lo hacía como si me fuera de paseo a un lugar sin acceso a alimentos del cual no sabía ¡cuándo regresaría! Además, comencé a poner en mi lonchera cosas que normalmente no como en mi almuerzo, debo confesar que tengo tendencia a comer siempre casi la misma cosa: una ensalada muy grande tamaño familiar, pero muy variada y diferente cada día. Le pongo todo lo que encuentro en mi nevera: espinaca, lechuga, tomate, pepino, hongos, zanahoria, etc. También le pongo semillas, nueces y tofu o quínoa. Además, llevo una fruta ¡y listo! Pero con el ayuno, además de esa ensalada me aseguraba de llevar siempre una ración de lentejas, una bolsita con almendras y dátiles por si me daba hambre, al menos dos bananas, una para romper el ayuno y la otra «porsia», también una toronja y una manzana. Por supuesto que nunca me comí todo, solo llevaba eso de paseo porque cada noche volvía a poner las frutas en la cesta y las almendras se quedaban en la oficina esperándome. Pero de alguna manera llevar todo esto y saber que lo tenía conmigo me hacía sentir más segura. Eso me duró pocos días porque era una locura y además me complicaba mucho la vida, solo eran juegos de la mente. El ayuno debe ayudarnos a simplificar nuestra vida y no lo contrario.

Pero así es el miedo a pasar hambre. Algo que en realidad es totalmente psicológico porque durante el ayuno 16:8 solamente estamos dejando de comer por unas horas, y en el 5:2 no dejamos de comer, solo que lo hacemos muy poco.

La idea no es sufrir; te aseguro que vas a pasar hambre al principio, pero afortunadamente se irá desapareciendo, al igual que los antojos por carbohidratos y comidas dulces. También con el tiempo te darás cuenta de que comerás menos cantidad, ya que te sentirás satisfecho más rápidamente.

Debes estar consciente en todo momento de las razones por las cuales estás haciendo el ayuno, no perder el enfoque y darte cuenta de que todo en esta vida lleva un esfuerzo, y que si no lo haces, pues tampoco tendrás resultados. No se trata de sufrir, tienes que recordar que esos momentos de hambre son pasajeros y que le estás dando a tu organismo un merecido descanso al no tener que estar haciendo el complicado y extenuante proceso de digestión durante todo el día, además de la oportunidad de utilizar como combustible el exceso de grasa que tienes almacenada, eso es todo.

Pero si llegas a sentirte muy mal y el estar sin comer se convierte en algo verdaderamente inaguantable y doloroso, debes parar de inmediato y romper tu ayuno poco a poco con una manzana o algo liviano. Quizás solo se trate de un mal día, pero lo importante es que escuches las señales de tu cuerpo y no continúes cuando realmente sabes que no te estás sintiendo bien. Mañana será otro día y podrás intentarlo de nuevo.

El hambre siempre se va a presentar, más en el caso de las personas que comen mucho y seguido. Ya para ellas es una cuestión de costumbre y el cuerpo está adiestrado a pedir más combustible cada tres o cuatro horas, y lo hace hasta con ruidos en el estómago. De ahí que muchos vean como algo imposible levantarse y no comer nada hasta las doce del mediodía o más tarde... ¡se imaginan el dolor y escándalo estomacal! Pero créanme que no es así, y esto lo aprendí hace mucho con el detox de cinco días, cuando tomamos solamente jugos verdes y no comemos nada sólido. El hambre en ese caso es psicológico ya que, aunque no estamos comiendo sólidos, sí estamos tomando jugos verdes llenos de pura nutrición y también se pasa. Y en el caso del ayuno, al comienzo es igual, con el tiempo des-aprendemos a tener que comer a cada rato, mientras nuestro cuerpo nunca se deja de abastecer de energía; con el tiempo comemos solo cuando tenemos hambre de verdad y llega la hora de comer en nuestro ayuno intermitente.

Pero para muchos esperar a que llegue este momento puede ser muy difícil. Existen varias cosas que puedes hacer para superar esos momentos de hambre. Muchas veces no es ni hambre, sino costumbre, y piensas que tienes que comer porque te acabas de despertar y es tu costumbre comer por las mañanas, o porque llegó la hora del almuerzo, o porque ves a alguien comiendo, o simplemente hay comida disponible y tienes la costumbre de comer cada vez que la tienes enfrente solo porque está ahí. Con el tiempo, te darás cuenta de que no es necesario probar ese dulce que trajo tu compañero de trabajo o comer por comer, y que vas a poder controlar el hambre y llegar a completar victorioso las horas del ayuno. Aquí te enumero varias cosas que puedes hacer en lo que sientas hambre:

Recuerda las razones por las que estás haciendo el ayuno. Esto es muy importante, sobre todo porque cada cosa que uno hace se debe hacer por convicción personal. Cuando actuamos porque creemos en lo que estamos haciendo, somos más fuertes.

Por eso, en los capítulos 9 o 10, dependiendo del ayuno que vayas a hacer, debes escoger muy bien las razones que te motivan a realizar estos cambios en tu vida y escribirlas. Si lo haces por moda o porque un amigo o amiga lo está haciendo y quieres seguirlos, lo más probable es que el hambre te gane la batalla, pero si ya has estudiado bien los pros y los contras y te parece que el ayuno puede ser algo que te va a ayudar, entonces tienes más oportunidad de triunfar. Necesitas estar mental y emocionalmente preparado y motivado a hacer el cambio y reconocer cuáles son las razones principales que te llevan a hacer el ayuno intermitente: una mejor salud, menos peso y sentirte mejor contigo mismo. Una vez que hayas hecho esto, estoy segura de que lo podrás llevar a cabo sin mayores complicaciones.

Esto es algo que veo frecuentemente cuando hacemos nuestro reto detox con los amigos de las redes sociales, me sorprendo al leer comentarios de personas que nunca han hecho nada parecido y están tan decididas a mejorar su vida que en lugar de sufrir y asustarse se sienten empoderadas y orgullosas de cada día que pasa.

Una vez que hayas descubierto las razones que te motivan a hacer el ayuno, debes tenerlas presente a la hora de confrontar los obstáculos que se puedan (y se van a) presentar: el hambre, las tentaciones, las críticas de quienes nos rodean, las frustraciones, etc. Si tu razón es perder peso, recuérdala; si tu motivación es sentir más energía y hacer cosas que ahora no puedes, recuérdala; si lo estás haciendo para tener una mejor salud, recuérdalo. Eso te va a mantener siempre en control de tu vida, saber por qué haces lo que haces es algo que te empodera en todos los aspectos de tu vida. Muchas veces comenzamos a hacer algo y luego, si se pone difícil, olvidamos nuestra razón primaria y renunciamos. Así que además de escribirla en tu libreta, hazlo también en tu teléfono, computadora, nevera, espejo del baño, etc. para que no la olvides. #SíSePuede

Junto con ese primer paso, pon en práctica también las siguientes recomendaciones para garantizar tu éxito:

Toma café, té o agua. Cuando tengas la sensación de hambre, puedes tomarte un vaso con agua, si quieres agrégale el jugo de medio limón. Muchas veces la confundimos con la sed, pensamos que tenemos hambre y lo que estamos es deshidratados, por eso lo primero que se recomienda es beber agua.

El café siempre ha sido un buen aliado a la hora de calmar el hambre, estoy segura de que ya lo has tratado cuando sientes hambre y estás en el medio de un proyecto y no puedes comer.

El tema del café confunde a muchos porque existen numerosos estudios conflictivos acerca del mismo, unos dicen que deshidrata, que afecta el sistema nervioso, el corazón, que es tóxico, etc., mientras que más recientemente se le ha considerado una bebida beneficiosa que protege contra la diabetes tipo 2, la enfermedad de Parkinson y hasta el cáncer del hígado. Pienso que lo mejor es tratar de usar café orgánico y no exagerar su consumo ni agregarle crema, leche o azúcar. Yo por lo general tomo una taza de café negro con unas gotas de stevia en la mañana y a veces dos, pero no más de eso.

Algo que se recomienda durante el ayuno intermitente y que ayuda a quitar el hambre es tomar lo que se conoce como café «bulletproof», ya que se prepara con grasas como el aceite de coco, lo cual satisface más y da una sensación de llenura que dura más tiempo (ver receta en el capítulo 19). También otros recomiendan ponerle al café una cucharada de crema para controlar el hambre, pero para mí es mejor no usar cosas que nos recuerden el café con leche y azúcar al que muchos están acostumbrados, para evitar las tentaciones.

Si no te gusta el café, pues bebe una taza de tu té preferido cuando sientas hambre. El té verde es excelente porque además ofrece propiedades antioxidantes y nutritivas que benefician la salud, además de ayudar con la pérdida de peso.

Otra bebida recomendada para calmar el apetito es la yerba mate que aporta otros beneficios para el corazón, la energía y la mente, mientras ayuda con la pérdida de grasa y peso.

Respira que el hambre pasa. Pero hazlo profunda y lentamente. Esta es una forma de respiración utilizada en Kundalini yoga, la cual ofrece muchos beneficios, en primer lugar, calma y quita la tensión producto del estrés, fortalece el sistema nervioso e inmunológico, desintoxica, relaja la mente, oxigena y ayuda a combatir la depresión.

Para hacerla, siéntate cómodamente en el piso o una silla manteniendo la espalda recta, cierra los ojos y enfócate como si estuvieras mirando el área entre las cejas, aun con los ojos cerrados. Luego respira por la nariz lenta y profundamente con el diafragma, sin levantar el pecho y poniendo tu atención en cómo la parte baja del abdomen va llenándose de aire. Una vez llenos los pulmones, exhala soltando el aire poco a poco por la nariz hasta vaciar completamente tus pulmones. Repite esta respiración un par de veces cuando sientas hambre y verás cómo no solo se te pasa, sino que te vas a sentir mejor en muchos sentidos, con más calma y menos estrés, y aunque no estés haciendo el ayuno intermitente es bueno practicar esta respiración varias veces al día para mantenernos saludables física y emocionalmente.

Evita tentaciones. En un principio es importante no exponerte a situaciones que te podrían llevar al fracaso. A veces sin darnos cuenta nos saboteamos a nosotros mismos y después culpamos a las circunstancias. Por eso lo mejor es evitar exponernos a situaciones donde la comida abunde, sobre todo si piensas que no vas a poder decir que no, al menos mientras estás dentro del tiempo del ayuno y no debes comer. La verdad es que a veces es necesario saber decir que no y lucir un poco antipático en lugar de tratar de quedar bien complaciendo a los demás, cuando alguien insiste en que comas algo, aunque digas que no puedes. Es preferible quedar mal por un rato que sentir luego remordimiento por romper tu ayuno y no haber sido lo suficientemente fuerte ante las tentaciones e insistencias. Pero lo mejor es evitar estas situaciones, ya que cuando nos ofrecen algo de comer lo hacen por cariño y cortesía, y en realidad no está bien hacer que otras personas se sientan mal cuando están simplemente siendo amables.

Por eso es importante planear bien tus días de ayuno para no dañarle la fiesta a los demás. Asegúrate de que no estés ayunando durante fechas importantes, cuando tengas que ir a comidas familiares, picnics, fiestas de cumpleaños, barbacoas o compromisos donde la comida sea parte del evento. Tampoco es buena idea comenzar en épocas donde hay exceso de comida en la casa y los sitios de trabajo, como en la semana del Día de Acción de Gracias o en la Navidad, porque con tantos alimentos disponibles es más difícil resistir las tentaciones. Sin embargo, un aspecto favorable del ayuno intermitente es que, a diferencia de las dietas convencionales, es flexible y si es necesario romperlo o no hacerlo por un par de días, no pasa nada y se puede retomar en cualquier momento para continuar obteniendo sus beneficios.

Pero la idea no es comenzar haciendo excepciones, lo mejor es tratar de hacer las primeras semanas sin este tipo de situaciones para que sea más fácil la adaptación y evitar así crear más sufrimiento.

Por eso, una vez que tomes tu decisión evita tentaciones hasta que puedas decir que no, no solo a las tentaciones, sino también a la presión que a veces ejercen la familia y los amigos, sobre todo cuando no comprenden lo que estamos haciendo. Al menos trata de tener estos compromisos dentro de tu ventana de alimentación, pero no te excedas porque la idea es comer cantidades normales y no abusar de las calorías si se quieren ver los resultados.

Busca compañía. A veces es más fácil hacer el ayuno intermitente con otra persona, ya sea la pareja, un amigo o amiga cercanos o, por qué no, un grupo en el trabajo. De esta manera se pueden apoyar entre todos y es más difícil hacer trampas.

También se recomienda:

Evitar los endulzantes artificiales. Porque pueden ocasionar una respuesta física que aumente el hambre.

Mantenerte ocupado. El tiempo pasa más rápido cuando estamos entretenidos haciendo otras cosas, además gran parte del ayuno lo vas a pasar durmiendo, por eso solo debes aguantar unas cuantas horas. Seguramente te ha pasado que sin darte cuenta has estado todo el día sin comer porque has estado muy ocupado y solo al final del mismo te sorprendes al notar que no has comido.

Sal a caminar. Dar un paseo, ir a caminar con el perro o simplemente cambiar de ambiente es otra forma de olvidarte del hambre y también escapar de tentaciones.

Cuidado. Algunos expertos en el ayuno intermitente recomiendan tomar soda de dieta mientras se ayuna, pero yo pienso que es contraproducente y un error utilizar productos poco sanos o comer chatarra cuando estamos haciendo algo para mejorar la salud y el peso. Debemos aprovechar este cambio de patrón alimenticio y empezar a consumir mejores productos. En el próximo capítulo te doy ideas para comenzar a alimentarte mejor y tener una vida sana.

CAPÍTULO 13

La nutrición, antes, durante, después... y sin ayunar

«No hagas ningún cambio en tu dieta que no apoye a tu salud
a largo plazo, y no hagas ningún cambio a tu dieta que no
creas que puedas mantener por el resto de tu vida».

JOEL FUHRMAN[1]

Cuando comencé a escribir este libro le pedí a varias personas cercanas a mí que me ayudaran en un experimento muy simple que podía resultar en algún beneficio para ellos, a la vez que me daban la oportunidad de ver directamente el efecto que tendría el ayuno intermitente en estas personas. Les dije que en realidad lo único que tenían que hacer era no desayunar y almorzar catorce o dieciséis horas después de la última comida de la noche anterior. A pesar de haberles explicado en forma detallada lo que tenían que hacer más de una vez, ninguno de ellos ayunó ni un solo día. Era un grupo de tres mujeres y tres hombres que necesitaban perder peso, unos más que otros, pero todos lo habían manifestado en otras ocasiones, por eso me atreví a pedirles en privado a cada uno esa colaboración, la cual no vi como algo difícil de hacer, al contrario, yo estaba esperando que lo hicieran con gusto por todas las ventajas que esto les traería. Pero al parecer estaba equivocada, aunque para mí no era gran cosa obviar el desayuno y asegurarse de que las comidas del día se hicieran en un periodo de tiempo no mayor a las diez horas, para ellos sí lo era.

Insistí varias veces y recibí las excusas de siempre: «el lunes próximo sin falta lo comienzo», «no he podido organizarme», «tengo muchas cosas que hacer», «en lo que vuelva de las vacaciones», y varias veces me preguntaron nuevamente ¿cómo es que se hace? Desistí de la idea, pero me quede con la interrogante... ¿por qué ninguno de ellos quiso intentarlo? Después de todo, ellos habían hecho las cosas que comúnmente se hacen para perder peso: muchas dietas de hambre, dietas líquidas, contar calorías, programas donde te dan las comidas, el detox con jugos verdes, programas con batidos y suplementos, inyecciones para perder la grasa y ¡hasta operaciones gástricas! ¿Por qué no un ayuno donde dejarían de comer solo unas cuatro o cinco horas después de despertarse? Esto a mí personalmente me pareció una de las cosas más fáciles de hacer cuando comencé con el ayuno intermitente porque estaba acostumbrada a pasar cinco días tomando solamente jugos, agua y té, y me hacía mucha ilusión saber que cada vez que sintiera un poco de hambre, iba a poder comer ese mismo día y que solo tendría que aguantar un par de horas más tomándome un delicioso café negro.

Pero debo aclarar que el hambre se manifiesta de forma diferente en cada persona, o mejor dicho lo que el hambre representa en sí.

Pocas veces en mi vida he hecho dieta, afortunadamente siempre fui delgada, aunque de vez en cuando por diferentes razones aumentaba de peso y me ponía a hacer la dieta del momento, ya fuera la de la sopa de repollo, la de la toronja o la del doctor Atkins, etc. Pero nunca me gustó hacer dieta, la sola idea de sentirme privada y no poder comer esto o aquello se me hacía algo espantoso, y una vez que la rompía porque nunca la seguía por mucho tiempo, comía como una desesperada los días siguientes, hasta sin hambre, como en un intento de reponer lo no comido.

Esto siempre me sorprendía porque por lo general he tenido un apetito normal, es decir, me da hambre varias horas después de comer y siempre he dejado de comer cuando me siento satisfecha, aunque en muy pocas ocasiones, sobre todo en momentos de ansiedad, he comido en exceso. Pero mi relación con la comida ha sido diferente a la de la mayoría de las personas, por ejemplo, nunca he comido puramente por el placer de comer, sino para alimentarme, en otras palabras: «no vivo para comer, sino que como para vivir», y algo que quizás te parecerá raro, he podido comer lo mismo todos los días sin aburrirme, siempre y cuando me gustara eso que comía. Tal vez por eso ha sido para mí más fácil hacer cambios en mi alimentación y pasar a través de los años de ser carnívora, comer chatarra y tomar sodas a convertirme no solo en vegetariana casi vegana, sino en una persona convencida de que lo que comemos puede matarnos o sanarnos, y comer de acuerdo con esa creencia sin problemas.

Todo es cuestión de conciencia, yo tuve un despertar paulatino que tomó años, fue una búsqueda que nació de un interés personal por entender mejor las enfermedades, sus causas, la medicina convencional y alternativa, y las soluciones que planteaban.

Lo mejor es que con el tiempo he podido ver cómo esos cambios que he venido haciendo en mi alimentación y estilo de vida se están multiplicando en muchísimas personas y por distintas vías y razones. Lo puedo ver día a día en el interés que se demuestra por saber más de las propiedades de los alimentos, de los beneficios de ciertas prácticas diarias como la meditación o los ejercicios. Y aunque sé que muchos lo hacen porque es la moda, también sé que una vez que se abre esa puerta al bienestar es muy difícil cerrarla.

Pero hay que dar el primer paso. Si compraste este libro es porque estás en la búsqueda de tu mejor versión, de una salud radiante y de un cuerpo más ágil y lleno de energía. Pero posiblemente, al igual que a mis amigos, la sola idea de dejar de comer, aunque sea una comida al día, te aterra. No es tu culpa. No te sientas mal por eso, muchos factores en nuestra sociedad nos han llevado a creer que si no comemos constantemente nos podemos morir, y nuestro cuerpo que ya se ha acostumbrado a ser alimentado frecuentemente pide comida cuando no la recibe a la hora de siempre, y lo que es peor, nuestra mente utiliza la comida como relleno emocional para tapar vacíos internos.

Por eso, si no te atreves a ayunar, cambia tu alimentación. De hecho, todos deberíamos hacerlo antes de ayunar, no solo porque el cuerpo necesita estar bien nutrido en líneas generales, sino porque haciendo cambios conscientes en nuestro estilo de vida aseguramos que una vez terminado el ayuno no vamos a volver a lo mismo. Si comenzamos a desechar todas esas comidas que no alimentan, que están llenas de químicos y productos que intoxican e interfieren con el buen funcionamiento de nuestro organismo, ya estamos ganando terreno en nuestra misión de tener una vida plena y sana. Y créeme, que aunque parezca difícil dejar de comer cosas a las que estamos acostumbrados y a las que somos adictos, sí es posible.

Nada en esta vida es gratis, para tener las cosas que queremos es necesario hacer un esfuerzo y trabajar en función de alcanzarlas.

Es posible que para mí haya sido más fácil hacer estos cambios porque por años he estado trabajando los temas de salud y siempre he tenido curiosidad por aprender sobre distintos temas que puedan ayudar a mantenerla y recuperarla.

Hoy en día es muy raro que caiga en tentaciones porque mi perspectiva hacia ciertas comidas ha cambiado y sigue haciéndolo en algunos casos radicalmente, como con los animales, que mientras la mayoría de las personas ven un delicioso bistec o un suculento pedazo de pollo, yo veo las cosas diferentes y quizás no te guste mi descripción pero es así. En primer lugar, veo un pedazo de músculo de un pobre animalito sacrificado y seguramente maltratado, después, pienso en la carga de toxinas que contiene y, por último, la poca nutrición que aporta. Lo mismo me sucede con los huevos, el azúcar y los postres, a pesar de que estos aun me parecen deliciosos, no me provocan como antes porque conozco los efectos negativos que le traen al organismo y también su poder adictivo.

Bueno, ya sé lo que estás pensando. *¡Qué aburrida y drástica es Cecilia!* Y lo entiendo porque sé que para la mayoría de las personas comer constituye un acto en el cual el placer que producen ciertos platillos es mucho más importante que los beneficios o perjuicios que esa comida pueda tener, claro que pienso que la mayoría no está consciente de todas estas cosas relacionadas con la alimentación y simplemente comen lo que les gusta.

Te cuento mi experiencia personal y punto de vista con la intención de mostrar un aspecto de la nutrición del que pocos hablan y también porque creo que ha llegado la hora de preocuparnos por entender mucho más profundamente el poder que tienen los alimentos y cómo usar este poder en nuestro beneficio.

Pero no juzgo ni critico a nadie, por eso espero que sigas leyendo este capítulo hasta el final, ya que si no puedes o no quieres ayunar, podrías intentar, si así lo deseas, cambiar tu alimentación con el fin de disfrutar de una mejor salud y un mayor bienestar.

Cuando uno come de esta forma, no hace falta hacer dietas restrictivas, ni tampoco esos programas especiales con alimentos procesados llenos de químicos.

Tu cuerpo es en definitiva el único vehículo que tienes para andar en esta tierra y si no lo cuidas poniéndole el mejor combustible posible, eventualmente te dará problemas que pueden llegar a ser muy costosos. Y a diferencia de un auto, si te falla no podrás comprar uno nuevo. Lo mejor es no esperar a que lleguen las enfermedades para hacer los cambios necesarios que te lleven a disfrutar de una mejor salud, revertir algunas enfermedades y vivir con energía y vitalidad.

Si no puedes ayunar, cambia tu alimentación

Mantener una buena nutrición es lo más importante, hagas o no el ayuno, pero también lo es que la mantengas antes y después del mismo.

La forma en que comemos hoy en día en Estados Unidos es lo que se conoce como la dieta americana estándar o SAD, por sus siglas en inglés, que como ya vimos, se traducen al español como «triste», y no es para menos; el cincuenta y cinco por ciento de las calorías en esta dieta provienen de alimentos procesados y el treinta por ciento de productos animales.[2]

El doctor Joel Fuhrman en su libro *The End of Dieting* [El fin de las dietas] la describe de la siguiente manera:

> «Puesto que simplemente SAD es tóxica. No hay mejor palabra para describirla. Causa enfermedades y lleva a comer compulsivamente. Es terrible para nosotros y terriblemente adictiva. Nuestra dieta estándar de alimentos altos en grasa, azúcar y sal son adictivos físicamente, lo que hace imposible para la mayoría de la gente reducir el tamaño de las porciones, recortar calorías, contar puntos o seguir otras estrategias de dieta».

Esta forma típica de comer aumenta el riesgo de sufrir presión sanguínea alta, obesidad, cáncer, enfermedades del corazón, accidentes cerebrovasculares, desórdenes intestinales, entre otros.[3] Está basada en el consumo diario de carne roja, incluyendo pollo y puerco, productos lácteos, bebidas azucaradas, harinas refinadas, frituras y alimentos procesados. Los cuales son en su mayoría alimentos altos en calorías y bajos en nutrientes, y que a pesar de saciar el apetito momentáneamente hacen que la persona sienta hambre con más frecuencia por su bajo contenido nutricional y cuando el cuerpo no recibe los nutrientes que requiere para su normal funcionamiento envía señales de hambre para ser alimentado otra vez.

También esta dieta típica está cargada de toxinas, aditivos químicos, sal, azúcar, aceites vegetales, grasas saturadas y trans, entre otros elementos perjudiciales para la salud. Y lo peor es que las calorías provenientes de los vegetales en dicha dieta son mínimas, lo que la hace deficiente en micronutrientes.

En consecuencia, el sesenta y cinco por ciento de las personas mayores de veinte años de edad tienen sobrepeso o son obesas, más de sesenta y cinco millones de personas tienen al menos una enfermedad cardiovascular, mientras cincuenta millones son hipertensas y once millones sufren de diabetes tipo 2.[4]

Por eso es importante aprender a comer de forma diferente, de manera que cada bocado provea nutrientes que ayuden al cuerpo a funcionar a la perfección, previniendo enfermedades y prolongando la vida y juventud.

Y no importa cuándo comiences a hacer cambios, tu estado físico, edad o el momento que estés atravesando en tu vida, siempre puedes comenzar a implementar cambios con una dieta conformada en su mayoría por plantas rica en antioxidantes y micronutrientes que pueden garantizar una vida larga, sana y, por consiguiente, feliz.

Para esto es necesario proponerte comer limpio, sano y fresco la mayor parte del tiempo. ¿Qué quiere decir esto? Pues en primer lugar consumir alimentos naturales. Esto se logra cuando se eliminan los productos procesados, que como su nombre lo indica son los alimentos que han sido de alguna forma alterados por el hombre, son los que vienen por lo general en paquetes, ya sea en cajas, latas o bolsas, tienen una etiqueta con una lista de ingredientes con nombres extraños que mientras más difíciles de pronunciar sean, más rápido debes sacarlos de tu vida. Algunos ejemplos serían los cereales, la pasta, el pan, las galletas, las comidas congeladas, las sodas, golosinas, meriendas, etc., productos que en realidad tienen muy poco poder alimenticio, contienen aditivos químicos, son altos en calorías, azúcar, sal y grasa, carecen de fibra, y las vitaminas y minerales que contienen son añadidos y no propios.

Hay que poner especial cuidado con el azúcar a la hora de hacer estos cambios, porque no solo se debe evitar el consumo del azúcar que usamos en la mesa para endulzar el café, sino que tenemos que estar muy pendientes de la que viene escondida en casi todos los alimentos procesados. Este producto, al ser consumido, estimula ciertas áreas del cerebro de la misma forma que lo hacen ciertos opioides, y es considerado adictivo, lo que hace casi imposible a muchas personas dejarlo.[5] Y cuando se consume en exceso, como sucede hoy en día, incide en el desarrollo de muchos tipos de cáncer, obesidad, diabetes tipo 2, hipertensión y enfermedades del corazón.

Es importante dejar de consumir carne o al menos reducir su consumo lo más posible, quizás una o dos veces por semana a lo máximo. La carne roja contiene grasa saturada y trans y ha sido asociada con cáncer del colon y del páncreas, además es densa en calorías y baja en nutrición porque no contiene los micronutrientes y la fibra de los vegetales. También la carne roja contiene hormonas, antibióticos y medicamentos que les son administrados a las reses para prevenirles o curarles enfermedades. Todo eso se queda en el pedazo de carne que te comes. Lo mismo sucede con el pollo y el pescado. Tampoco olvidemos las carnes procesadas como salchichas, jamón, tocineta y embutidos que han sido clasificadas por la Organización Mundial de la Salud como cancerígenas, es decir que pueden provocar cáncer, algo que para mí es razón suficiente para dejar de consumirlas ya.

Por último, y creo que esto ya lo sabes, la comida rápida, las frituras y las sodas tampoco forman parte de una alimentación sana.

Después de esta larga lista, y considerando que todos estos productos constituyen en gran parte la alimentación diaria de millones de personas, te estarás preguntando: ¿y entonces qué como?

Pues no te preocupes, aún quedan muchos alimentos en la tierra que te proporcionarán mucho placer, salud, energía y juventud.

Comenzando con los vegetales y las frutas (preferiblemente orgánicos) que son alimentos densos en micronutrientes como vitaminas, minerales y fotoquímicos esenciales para la salud. Además, son bajos en calorías y altos en fibra, esto es muy bueno porque desacelera la absorción del azúcar en las frutas, y ayudan a saciar el apetito y mejorar la digestión.

Aunque a muchas personas se les hace difícil comer vegetales, este es un buen momento para comenzar a experimentar e ir agregándolos poco a poco a la dieta diaria. La alimentación a base de plantas tiene muchas ventajas para la salud ya que protegen contra enfermedades, combaten el envejecimiento y ayudan a mantener un peso saludable.

Una de las formas de comenzar a hacer una dieta basada mayoritariamente en plantas es asegurarte de consumir una ensalada grande todos los días, para eso puedes utilizar diferentes vegetales de hojas verdes como la espinaca, las lechugas como la romana o escarola, también la col rizada masajeada, etc., a estas puedes agregarle tomate, pepino, cebolla, zanahoria, etc. De esta forma te irás acostumbrando a comer vegetales a diario y pronto comenzarás a notar la diferencia. También se pueden consumirse en jugos y batidos. O los puedes cocinar. En fin, la lista para escoger tus vegetales es larga: brócoli, coliflor, repollos de Bruselas, zanahorias, rábano, remolacha, pimientos, acelgas, perejil, berza, calabacines y muchos más.

Las semillas, ya sean de girasol, calabaza y chía aportan ácidos grasos esenciales, proteína, fibra, vitaminas y minerales y se pueden agregar a las ensaladas y batidos verdes. Al igual que las nueces, almendras, el maní, los anacardos (*cashews*, en inglés) deben formar parte de esta nueva forma de alimentación.

En lugar de carne podrías comer unos deliciosos frijoles negros, lentejas o tofu. Estos los puedes acompañar con quínoa, arroz integral o vegetales cocidos como el brócoli.

No olvides consumir grasas buenas como el aguacate, aceite de oliva y de coco.

Las opciones, aunque no lo parezca, son muchas. Una buena idea sería preparar cinco menús diferentes que se puedan ir rotando y que haga más fácil este nuevo método de alimentación.

En los capítulos 17 y 18 encontrarás varias recetas con las que puedes comenzar a implementar este estilo de vida aunque no hagas el ayuno. Sin embargo...

Durante el ayuno debes también comer saludable

Ya hemos visto los beneficios que tiene para la salud realizar el ayuno intermitente en cualquiera de sus modalidades, también sabemos que realizarlo puede ser todo un reto porque al principio se experimenta un proceso de adaptación que puede ser incómodo y difícil para muchas personas, al punto que se podrían ver obligadas a desistir de la idea al no poder controlar el hambre. Por eso, es muy importante asegurarnos de que este sacrificio no sea en vano comiendo mal durante los periodos de alimentación. Y aunque algunos proponentes del ayuno aseguran que realmente no importa la calidad de los alimentos, ya que el ayuno dará los mismos resultados aun comiendo chatarra, parece absurdo y contraproducente no cuidar lo que se come y hacer el sacrificio de no comer por horas o comer muy poco para volver de nuevo a los malos hábitos sin aprovechar esta oportunidad para obtener beneficios en todo momento, cuando se come y cuando se deja de comer. Este es un buen momento para cambiar malos hábitos por unos nuevos que, con o sin ayuno, aportarán enormes beneficios para tu salud.

Finalmente quiero invitarte a que consideres, como complemento a este estilo de vida, realizar un detox con jugos verdes antes de comenzar el ayuno intermitente y mientras nutres mejor tu cuerpo comiendo sano, limpio y fresco, esto te permitiría tener un organismo más limpio y fuerte a la hora de comenzar. No es un requisito, pero podría ser una buena idea para quienes llevan años comiendo la dieta estándar americana «triste» o SAD y que quizás estén sufriendo la falta de nutrientes y estén poco saludables.

En realidad esta forma de alimentarte, limpia, sana y fresca, es lo que en mi libro *El diario de mi detox*[6] llamo «pre-detox», y la recomiendo hacer semanas antes de comenzar los cinco días de ayuno con jugos verdes. La razón es la misma, eliminar de nuestra dieta esos productos que no solo no aportan nutrientes, sino que además están cargados de toxinas, y ayudar a que el cuerpo vaya desintoxicándose poco a poco comiendo limpio, sano y fresco sin que se produzcan reacciones molestas durante el detox.

Esto, además de ayudar a eliminar la mayor cantidad de toxinas posibles, le da al cuerpo la oportunidad de recibir todos los beneficios reparadores y sanadores del ayuno.

Personalmente pienso que, aunque no se vaya a realizar ningún tipo de ayuno, hacer el detox con jugos verdes una o dos veces al año es una excelente forma de regenerar, rejuvenecer y sanar nuestro cuerpo. Pero si ambas ideas son muy drásticas, siempre un cambio de alimentación va a ser más que bienvenido por el organismo.

CAPÍTULO 14

Ayuno vegetariano/ proteínas vegetales

«En ningún lado de la Biblia encontrarás un lugar donde Dios ordene que matemos o comamos a alguna de sus criaturas vivientes que caminan sobre la faz de la tierra».

GABRIEL COUSENS[1]

Cuando comencé a escribir las recetas para este libro quería incluir platos para todos los gustos, sobre todo para hacerle más fácil la ejecución de los ayunos al lector. Sin embargo, tengo una confesión que hacer, no pude convencerme a mí misma de escribir un menú que incluyera carne. Te explico por qué y también te pido que entiendas mi posición porque soy una vegetariana convencida de que si uno ama a los animales, no se los puede comer. No obstante, como este libro no está escrito con la intención de convertirte en vegetariano o vegano, siéntete libre de omitir este capítulo si no te interesa el tema y seguir con los próximos.

Mi experiencia

Desde hace varios años soy vegetariana y hoy en día diría que soy casi vegana, pero no del todo porque ser vegano implica no solo dejar de consumir carne, órganos, huevos, miel, leche, queso y otros lácteos, sino también dejar de usar todos los productos que provengan de los animales, es decir cuero, piel, pelos, cepillos, brochas, algunas vitaminas, suplementos y ciertos productos de belleza, ropas, zapatos, pegamentos, vinos, etc. que de una forma u otra tienen productos de origen animal en su preparación.

Amo a los animales, y no solo a mi perrito y a mi loro, sino a todos. Sin embargo, muchas personas discriminan y solo quieren a sus mascotas mientras se comen a todos los demás.

Hoy en día se usa el término «cría intensiva de animales» (*Factory farming*, en inglés) para referirse a la forma en que se crían los animales que son destinados al consumo humano. Son operaciones industriales que hacen de la ganadería una especie de fábrica para producir carne, leche y huevos de la manera más barata y eficientemente posible sin importar el bienestar de los animales, que pasan toda su vida hacinados en espacios sobrepoblados con otros miles de animales, expuestos a enfermedades, y muchos no llegan ni a ver la luz del día en toda su existencia.

El noventa y nueve por ciento de los animales destinados a comida en Estados Unidos vienen de este tipo de fábricas. Los animales que aquí crecen no tienen ningún tipo de protección legal, por lo que muchos son torturados, mutilados y sacrificados sin compasión. Esto no es ya un secreto para nadie, a pesar de que aún la mayoría de estas industrias trabajan a puertas cerradas y no permiten el acceso a extraños, y por eso no podemos ver abiertamente la forma como los crían, mantienen y matan. La mayoría de las personas que comen carne no tienen ni idea de los tratos crueles e indignos a los que son sometidos estos animales, como si fueran una cosa que ni siente ni padece y no como seres vivientes que tienen dignidad y alma. Esto sin contar el daño que la cría intensiva le hace al medio ambiente contaminando la tierra, el aire y el agua. Por eso soy vegetariana, no puedo ser parte de esto tan terrible.

Hoy en día han sacado varios documentales que describen el problema que significa la cría intensiva de animales y el maltrato que estos reciben en esas granjas, también la forma en que los alimentos que se usan en la actualidad son preparados. Al final del libro podrás encontrar algunos de los títulos de estos documentales para que los puedas ver e informarte más sobre este asunto.

Desde muy joven fui vegetariana por muchos años, luego tuve una recaída y volví a comer carne; sin embargo, hace ya casi una década que dejé de ser carnívora y esta vez es para siempre. Fue un proceso paulatino que comenzó dejando la carne roja y terminó no comiendo más huevos. Los animales no deben ser «usados» como si fueran objetos que nos pertenecen, o que están aquí en la tierra para servirnos hasta con su vida o esclavizados a máquinas para que nos den su leche, después de que sus bebés han sido arrancados de su seno al nacer, encerrados toda su vida en pequeñas jaulas para que se multipliquen, o espacios tan pequeños que no pueden ni moverse para luego ser desechados cuando no sirven. Sé que este es un tema controversial y que muchas personas no están de acuerdo, y como buenos carnívoros se molestan cuando escuchan estos argumentos.

Mi intención no es entrar en polémica, sino aportar mi granito de arena para que se entienda que los animales no están aquí para ser nuestro alimento y que podemos vivir muy saludablemente sin consumirlos. Creo que todos debemos preocuparnos por ellos porque tienen alma, dignidad, y sufren de dolor físico y emocional al igual que tu perro o gato. Por eso decidí hacer las recetas en este libro vegetarianas. Después de mucho pensarlo, me pareció que podría resultar hasta más valioso ofrecer esta alternativa a mis lectores, a fin de cuentas, las recetas de platos comunes ya todos las saben preparar.

Si vas a comer carne, lo único que tienes que hacer es buscar la tabla de calorías al final del libro y ver cuántas calorías contiene cada carne que vayas a usar en tu menú para que en el caso del ayuno 5:2 no te pases de las quinientas o seiscientas calorías por día. Solo reemplaza la proteína vegetal por la carne que prefieras y ajusta el total de calorías.

Pero si comes carne y no eres de los que dice y cree que sin comer carne no puedes vivir, te invito a aprender un poco más sobre el vegetarianismo y veganismo. Muchas personas sienten cada vez más la necesidad de cambiar y dejar de comer carne, pero les resulta difícil hacer este cambio por no saber por dónde comenzar, qué cocinar y cómo hacerlo cuando tienen una familia que alimentar, y cómo enfrentar las críticas de los demás. Como siempre digo, hay que ir poco a poco, pero con pasos firmes, investigando, leyendo y aprendiendo sobre el tema lo más posible.

Estas recetas son precisamente para ayudarte a comenzar una nueva forma de comer, vivir y sentirte bien contigo mismo y con los otros seres que cohabitan contigo en este planeta.

En todo caso, ya sabemos que comer carne a diario o a menudo no es bueno para la salud. Por eso, al implementar tu ayuno puedes comenzar a recortarla e intercalar estas recetas que doy a continuación con las de carne.

Te daré ideas de cómo obtener proteína de las plantas y una tabla, al final de este capítulo, con la cantidad de proteína que tienen los vegetales que vamos a consumir en las recetas. Créeme que comer limpio, sano y fresco te ayudará a alcanzar una mejor salud, mientras pierdes peso y aumentas tu bienestar general.

Con mis recetas siéntete libre de cambiar cualquier cosa, reemplazar lo que no te guste y agregar lo que quieras. Las opciones vegetarianas son muchísimas, aunque sé que si no lo eres te parece difícil comer sin carne. Por eso te invito a probar y descubrir nuevos sabores cada vez que tengas la oportunidad. Cuando vayas al mercado y veas un vegetal que nunca has probado, atrévete a comprarlo y luego busca una receta por Internet y prepáralo.

Si te das la oportunidad, te darás cuenta de que a la hora de cocinar y comer hay más que «¡papa, arroz y carne!».

Ya verás lo deliciosa que es la alimentación basada en plantas, llenas de vitaminas, minerales, enzimas, proteínas, fibras, etc. No hay duda de que es mucho más rica en nutrición y menos tóxica, por lo que hacer el cambio te va a beneficiar enormemente.

Verás que no incluyo comidas rápidas, procesadas, de esas que vienen listas para comer, excepto en algunos casos como las latas de frijoles que son orgánicos y no están genéticamente modificados, además las latas deben ser libres de BPA. También algunos vegetales y frutas congelados o empaquetados frescos se pueden utilizar, tratando en lo posible de que sean orgánicos y no tengan químicos ni azúcar añadida. No recomiendo cereales y barras ya que contienen gran cantidad de azúcar, ni sopas y otros enlatados cargados de sal.

Sin embargo, aunque creo que la alimentación debe ser lo más natural posible y verdadera, estoy consciente de que puede ser difícil hacer la transición. Por lo que la flexibilidad a la hora de hacer el cambio a comer más sano y natural está permitida. Aquí estoy exponiendo lo que sería casi ideal, pero sé que no siempre se puede por múltiples razones. Trata de hacer lo mejor que puedas, pero si por ejemplo te ves en la necesidad de comer una sopa en lata, trata de que sea orgánica, sin muchos aditivos químicos y sal. Si debes comer carne, come muy poco y de ser posible de animales criados libres en el pasto. Igualmente, con el pescado, las aves y los huevos. Y ya poco a poco puedes ir haciendo la transición e ir dejando esos productos a los que estás acostumbrada.

Es hora de comenzar a meternos en la cocina, aunque no seamos chefs, y de que tomemos el control sobre nuestra alimentación. Esto es algo que todos debemos hacer, no solo durante el ayuno intermitente, sino siempre, ya que nuestra vida depende de lo que comemos o dejamos de comer. Es necesario despertar a la realidad de que lo que estamos comiendo en la actualidad en la mayoría de las ciudades de este lado del mundo son comidas carentes de nutrición y, además, que nos quitan energía, nos engordan y enferman.

Aclaración

Estos cambios de estilo de vida que propongo no son obligatorios para hacer el ayuno intermitente. Este va a funcionar de todas formas. Sin embargo, como lo he dicho varias veces, siempre vas a obtener mejores resultados cuando te alimentas con comidas verdaderamente nutritivas y lo más cercanas a su forma natural posible. Por eso insisto en que esta es una buena oportunidad para comenzar a mejorar tu alimentación y así garantizar que los resultados sean óptimos para tu salud y bienestar general.

Proteínas de origen vegetal

El consumo de proteínas recomendado es de cuarenta y dos gramos al día, sin embargo, la mayoría de las personas en Estados Unidos ingieren mucho más, sobre todo quienes comen carne. Y a pesar de que se cree que los vegetarianos y veganos no consumen suficiente proteína, muchos de ellos también llegan a ingerir casi la misma cantidad exagerada que los carnívoros, unos ochenta gramos, con la diferencia de que su proteína es de origen vegetal.

Desde siempre se ha creído que estas proteínas de origen vegetal tenían que consumirse en combinación con otros alimentos para formar una proteína completa en el cuerpo, un ejemplo de ellos son los frijoles con arroz, sin embargo, y aunque esto no se debe descartar del todo, no es tan importante como se pensaba ya que existen muchas proteínas completas de origen vegetal y nuestro cuerpo puede hacer proteínas completas cuando consumimos una alta variedad de proteínas, aunque no se ingieran a la vez.[2]

A continuación encontrarás una lista de varios granos, semillas y vegetales, y su contenido de proteína. De esta forma podrás escoger lo que más te guste y asegurarte de que estás ingiriendo suficiente proteína de calidad.

Tofu	1 taza	20 gramos
Tempeh	1 taza	41 gramos
Lentejas	1 taza	18 gramos
Frijoles negros	1 taza	15 gramos
Garbanzos	1 taza	15 gramos
Frijoles Mung	1 taza	14 gramos
Quínoa	1 taza	8 gramos
Mijo	1 taza	8,4 gramos
Arroz integral	1 taza	5 gramos
Arroz basmati	1 taza	5,5 gramos
Cáñamo	4 cucharadas	10 gramos
Chía	4 cucharadas	12 gramos
Linaza	4 cucharadas	8 gramos
Girasol	4 cucharadas	8 gramos
Calabaza	4 cucharadas	7 gramos
Ajonjolí	4 cucharadas	7 gramos
Almendras	4 cucharadas	7 gramos
Nueces	4 cucharadas	5 gramos
Avellanas	4 cucharadas	5 gramos
Anacardos	4 cucharadas	4 gramos
Mantequilla de maní	2 cucharadas	7 gramos
Avena	1 taza	6 gramos
Proteína en polvo	1 porción	17 gramos
Espirulina	1 cucharada	4 gramos
Aguacate	1 mediano	4 gramos
Brócoli	1 taza	2,6 gramos
Col rizada	1 taza	2,2 gramos

CAPÍTULO 15

Mi propio ayuno intermitente

«Tú puedes revertir tu edad biológica
eliminando las toxinas de tu vida».

PAUL BRAGG[1]

Cuando comencé a experimentar con el ayuno intermitente lo hice en un principio con el 16:8 que era el más popular en ese momento y el que me parecía más fácil de hacer. En el comienzo estaba muy pendiente del reloj para asegurarme de que mi primera comida fuera exactamente dieciséis horas después de la última, pero poco a poco comencé a olvidarme de ver la hora, sobre todo cuando me encontraba muy ocupada con mi trabajo. También comenzó a ocurrir otro fenómeno, además de olvidarme de la hora por estar muy ocupada, lo que sucedía era que no sentía hambre como en un principio y, además, mi apetito fue desapareciendo casi en su totalidad, excepto por uno que otro aviso que me daba mi «estómago», pero que se me pasaba tan rápido que tuve días que no comía nada por dieciocho, diecinueve y hasta veinte horas.

Claro que esto no se veía reflejado en una pérdida de peso exagerada ni nada por el estilo, al contrario, mi mayor frustración con el ayuno intermitente era que mi peso, a pesar de las horas ayunando, la calidad de mis alimentos y la disciplina con la que lo llevaba, no disminuía.

Mi error

Sin embargo, en un principio cometí el error de comer demasiado durante mi ventana de alimentación, en primer lugar, por no estar bien preparada con un plan de comidas, y en segundo porque la sola idea de no comer por dieciséis horas me sonaba algo exagerado a pesar de que ya lo había hecho antes muchas veces sin darme cuenta, cuando por estar muy ocupada trabajando no podía comer y pasaba muchas horas sin hacerlo. Pero la mente funciona así y el solo hecho de tener que privarse de algo, dan más deseos de tenerlo. Por eso me llevaba al trabajo un poco más de lo que acostumbraba por si acaso me daba hambre en mi ventana de alimentación. Entre otras cosas, además de mi almuerzo, que por lo general es una ensalada muy grande con todo lo que encuentro en la nevera, como col rizada, espinacas o lechugas varias, tomates, pepinos, zanahorias, rábanos, daikon, etc. con quínoa y semillas, también me llevaba hummus, más vegetales para comerlo, guacamole, almendras, una banana extra, dátiles y otra banana «porsia», lo malo es que, aunque no me lo comía todo, sí comía más de lo acostumbrado en los primeros días. Por supuesto, que cuando me pesaba, mi peso no cambiaba para nada. Eso me tenía sorprendida porque había leído en varios sitios de Internet que el ayuno intermitente provocaba pérdida de peso sin importar lo que se comiera, ya fuera comida chatarra, exceso de calorías y hasta bebidas alcohólicas.

Por eso me puse a investigar lo que pasaba con mi peso. Con el tiempo ya me fui tranquilizando con la cantidad de alimentos que llevaba, en parte porque iba perdiendo el apetito. También encontré en mis investigaciones que las mujeres tenían mejores resultados haciendo menos horas de ayuno y ¡yo me estaba pasando de las dieciséis! Llegué a la conclusión de que quizás esas eran las razones por las que no estaba perdiendo el peso que esperaba y, por lo tanto, necesitaba realizar unos cambios en la forma en que estaba haciendo el 16:8. Decidí controlar mejor mis horas, romper el ayuno a las dieciséis horas exactas con una banana y almorzar a la hora. Luego traté de bajar las horas de ayuno a catorce con una ventana alimenticia de diez horas, pero este cambio personalmente no me funcionó.

Muchas de estas experiencias las anoté en mi diario, desde que comencé a hacer el ayuno intermitente tal y como te recomiendo que lo hagas en el capítulo de la preparación. Esto te ayuda a visualizar mejor lo que estás haciendo, comparar los resultados y darte cuenta mejor si en realidad estás progresando o no.

Mi diario

Lo primero que hice fue preparar mi diario con tiempo y escribir las razones por las cuales estaba comenzando a hacer este ayuno, también las metas que quería alcanzar y las fechas en las cuales esperaba realizarlas.

En mi diario anoté mi peso y la circunferencia de la cintura. La mañana del día que comencé esto fue lo que escribí:

Día #1. «Comencé un viernes por la noche, para estar en casa los próximos dos días y ver mejor cómo me va. Comí mi última comida anoche, a las 8:45 p.m. Fue quínoa con vegetales, nada más. Espero poder llevar esta nueva experiencia a cabo hasta obtener algún resultado satisfactorio. A partir de este momento no podré comer hasta cumplir las 16 horas».

Día #2. «Es sábado, me desperté tarde, a las 9:30 a.m. quizás dándole más tiempo al ayuno mientras estaba dormida, quién sabe. No tenía hambre, tomé un vaso doble de agua con jugo de limón y una taza de café.

»A las 12 del mediodía me tomé un batido de verdes, un poco de *irish moss*, vitamina C, 1 banana, 1 paquete de frutas congeladas y 3 hojas de col rizada.

»Para la cena comimos hamburguesas vegetarianas, lasaña de calabacín, aguacate y agua. Terminamos de comer a las 9 de la noche».

Día #3. «Es domingo, me acabo de pesar y no he bajado nada, bueno dicen que toma 2 semanas para comenzar a ver resultados, hay que esperar. No tengo hambre.

»Me tomé un vaso doble de agua con el jugo de un limón. Una taza de café negro con stevia.

»A las 12:45 del mediodía me tomé un batido similar al del día anterior. Rompí el ayuno con el batido y luego comimos panquecas de quínoa con sirope de dátiles.

»Cené un tazón grande de lentejas con quínoa a las 10:00 p.m.».

Día #4. «Sin hambre. Vaso doble de agua con jugo de limón y una taza de café negro con stevia.

»Me llevo un batido parecido al de ayer al trabajo y mi almuerzo, pero además de mi ensalada de siempre me llevo lentejas y quínoa por si tengo que cenar allá o por si me da hambre. Además, me llevo una banana extra, porque una es para romper el ayuno, una bolsita con almendras y dátiles, también un hummus con vegetales por si acaso me da hambre después de haber pasado tantas horas sin comer. Tengo que romper el ayuno a la 1:30 p.m.

»El hambre me comenzó a las 12:45 p.m. más o menos, así que solo es menos de una hora esperando. Mi primer trago del batido será a las 2:00 p.m.

»Pasé 17 horas sin comer.

»Comí mi ensalada a las 6 p.m. Y cené muy tarde, a las 10 p.m., las lentejas con quínoa».

Día #5. «Me levanté a las 7 a.m., tomé dos vasos de agua con jugo de limón y 2 tazas de café.

»A las 11:30 a.m. sentí un poco de hambre a diferencia de ayer que no sentí nada de hambre en la mañana. Tomé el batido a las 2:41 p.m., esta vez sin banana. Comí mi ensalada a las 3:50 p.m.

»14 a 15 horas sin comer. Comí almendras y dátiles y una banana.

»Cené ensalada de tabule a las 10:40 p.m., terminé de cenar a las 11:10 p.m. Muy tarde».

Así, más o menos fueron casi todos mis días durante los primeros meses de mi ayuno intermitente.

Cada día anotaba la fecha y la hora en la que rompía el ayuno, y con qué comida o alimento lo hacía. Como en este tipo de ayuno no se cuentan calorías es mucho más fácil porque solo tenía que anotar si fue una banana, una manzana o una ensalada.

También escribía junto a la fecha el peso que tenía esa mañana, lo hacía a la misma hora y con la misma cantidad de ropa para que fuera en las mismas condiciones. Aunque no es bueno obsesionarse con el peso ni necesario hacerlo todos los días, yo estaba determinada a medir cualquier gramo que perdiera, sobre todo porque no veía progreso cada vez que me pesaba. Confieso que por un momento me obsesioné porque no entendía lo que estaba pasando y porqué mi peso no bajaba a pesar de todo lo que estaba haciendo.

Anotaba, además, todo de lo que comía y la hora en que lo hacía, la hora de mi cena o última comida para tener una idea de cuándo podría comer nuevamente dieciséis horas más tarde.

Este primer diario lo hice por casi dos meses, luego comencé a hacer cambios.

Mi insistencia

En total, para este experimento escribí cuatro diarios diferentes, ya que cada vez que cambiaba de técnica para ver si tenía mejores resultados comenzaba uno nuevo. El segundo que hice fue cuando cambié el número de horas y comía menos en mi ventana de alimentación buscando perder peso. Te preguntarás por qué continúe haciendo el ayuno a pesar de no estar perdiendo peso. Debo confesar que cuando ya mi frustración llegó a su nivel más alto y pensé no seguir perdiendo mi tiempo con esto del ayuno intermitente pasó lo inesperado. Antes de renunciar decidí medirme la cintura y para mi sorpresa había perdido ¡una pulgada! Eso fue motivación suficiente para continuar porque entendí que, aunque la balanza no reflejaba un cambio, definitivamente en mi cuerpo estaba pasando algo, y muy bueno; perder pulgadas de la cintura solo quería decir que estaba perdiendo grasa y por eso decidí seguir experimentando, ya esto del ayuno intermitente se había vuelto un reto y debía ver por qué no perdía peso cuando mi cintura se estaba encogiendo y continuó haciéndolo ya que al final de mi segundo diario, es decir unos cuatro meses después ya había perdido casi tres pulgadas de diámetro.

Mi frustración

Como mi peso no cedía y continuaba fluctuando entre dos y cuatro libras más o menos, decidí probar con el ayuno 5:2, porque aparte de no ver los resultados que buscaba, que era perder unas diez libras en total, había leído que para las mujeres era más efectivo este tipo de ayuno.

Así que comencé mi tercer diario donde anoté mis medidas junto a las otras que decían que eran necesarias como el índice de masa corporal

(IMC) y la tasa metabólica basal (TMB), las cuales saqué utilizando las calculadoras gratis que existen en diferentes sitios de Internet.

En mi opinión, este tipo de ayuno es más complicado de realizar que el 16:8. En primer lugar porque hay que contar calorías, y en un principio cuando me interesé en el ayuno intermitente la idea era no hacer una dieta contando calorías o restringiéndolas, sino dejar de comer por unas horas al día y punto. Pero decidí darle una oportunidad, sobre todo porque estaba decidida a ver esa balanza bajar y esto no lo había logrado en los cuatro meses que estuve haciendo el 16:8.

La gran sorpresa

El primer día que hice el 5:2 venía de estar haciendo el 16:8, es decir que la noche anterior había cenado y en la mañana siguiente no tenía apetito, y como ya no estaba acostumbrada a desayunar decidí no comer como me correspondía. Me fui a la oficina y continúe como de costumbre, pero no se suponía que podía almorzar, ya que en este ayuno yo había entendido que se debía tratar de dejar un lapso de doce horas entre una comida y otra, es decir entre el desayuno y la cena, para que fuese más efectivo. Por eso no almorcé, pero cuando ya eran las cinco de la tarde y llevaba unas dieciocho horas sin comer, comencé a sentirme mal, no era realmente que tenía hambre, pero sí una especie de malestar general, me sentía irritable, no me podía concentrar. En realidad no entendía por qué me sentía así, porque como dije no era raro para mí pasar veinte horas sin comer, y ni cuenta me daba, claro que esto me sucedió varias veces cuando me encontraba muy ocupada, pero en este primer día del 5:2 ese no era el caso, así que me imagino que mi cuerpo estaba reclamando sus alimentos y ya no pude esperar hasta la cena.

Como te imaginarás, mandé el ayuno al mismísimo, y me comí todo lo que había llevado para la cena y algunas cositas de más que tenía en mi escritorio como las semillas, una naranja, y aun cuando llegué a casa seguí comiendo. Por supuesto que no rebajé ni un gramo, así que decidí hacerlo de nuevo al día siguiente pero mejor preparada. Esta vez sí desayune, aunque no tenía apetito, lo cual es una ventaja ya que uno tiene que comer muy poco, y con solo quinientas calorías que tenía para consumir en todo un día, esto es algo muy bueno. Mi desayuno consistió en un poquito de tofu cocinado con cebolla en un poquito de aceite y con un pedazo de pan de pita para un total de cien calorías. ¡Me quedaban cuatrocientas para la cena!

Sin embargo, había leído en el libro del doctor Mosley que su coautora, Mimi Spencer, comía una pequeña merienda entre el desayuno y el almuerzo conformada por palitos de zanahoria o algo muy bajo en calorías, y yo hice lo mismo, pero con una toronja que tenía cincuenta y dos calorías. Para la cena comí una ensalada pequeña con un poco de quínoa y una banana, además de jugo de arándanos diluido con agua. Por más que medí, me pasé de la cantidad de calorías y llegué a un total de seiscientas treinta y nueve, pero logré terminar y llegar a la noche sin desesperarme ni romper ese «ayuno», así que me fui a dormir sin sentir hambre y, sobre todo, satisfecha porque por fin había logrado completar un día haciendo el 5:2. Lo mejor sucedió al levantarme a la mañana siguiente, recibí la gran sorpresa al pesarme, como lo hacía todos los días, pero esta vez ¡había bajado cuatro libras! No lo podía creer, después de tanto batallar e intentar cambios, lo había logrado.

Sin embargo, tengo que confesar que este tipo de ayuno, a pesar de haberme demostrado más efectividad, no solo en esta primera oportunidad, sino las veces que lo hice de nuevo, no es mi favorito. Contar calorías, comer tan poco en un día y tener que preparar desayuno, de alguna forma me parece complicado. Pero pienso que para quien necesita perder una gran cantidad de peso y ya ha estado haciendo dieta con restricción de calorías, este ayuno puede ser una buena opción, porque a diferencia de esas dietas donde se deben contar calorías y pasar hambre, en el ayuno 5:2 se debe comer muy poco solo dos días a la semana sabiendo que al siguiente podrás comer lo que quieras y sin restricciones, aunque como ya lo he repetido varias veces, espero que utilices esta oportunidad para comenzar a consumir calorías y alimentos más nutritivos.

Mis resultados

Finalmente, mi experimento duró unos seis meses en los que estuve llevando a diario lo que hacía cada día de mi ayuno intermitente. Durante ese tiempo el que más practiqué fue el 16:8 porque, como dije, el 5:2 me pareció un poco más complicado y a decir verdad mi intención no era perder tanto peso tan rápidamente y cada vez que lo hacía bajaba entre dos y cuatro libras. Mi cintura siguió encogiéndose y llegué a rebajar tres pulgadas y media; no obstante, por alguna razón mi peso con el 16:8 solo bajó un total de seis libras Sin embargo, y aún más importante, todos mis exámenes de sangre, como glucosa, colesterol, triglicéridos, etc. mejoraron notablemente. Otra cosa que también noté fue cómo mi abdomen se aplanó totalmente, me sentía el cuerpo más apretado en general, encogido y liviano. Realmente la pérdida de grasa es notoria. Creo que para quienes tienen esa barriga perenne, que no baja con nada, y la cara redonda y llena, que tampoco se afina con otras dietas y ejercicios, estos ayunos pueden ser una buena alternativa.

Después de esos seis meses me aflojé un poco, tampoco quería perder tanta grasa, aumenté cerca de cuatro libras, pero inmediatamente bajaron al volver a mi rutina con el ayuno intermitente. Creo que continuaré comiendo de esta forma porque además de ser muy práctica y conveniente para mí, sigo disfrutando de otros beneficios para la salud que son muy importantes. Y aunque aún faltan muchos más estudios en seres humanos para corroborar estos beneficios, creo que las experiencias que he podido leer desde que comencé a investigar el ayuno intermitente de cientos de personas alrededor del mundo hablan por sí solas. Estaré esperando más evidencia científica mientras continúo con este método fácil y sencillo para mantener mi peso, y ayudarme a prevenir enfermedades protegiendo mi cerebro, corazón y salud en general.

CAPÍTULO 16

Llegó la hora de cocinar

«Come alimentos. No demasiado. Mayormente plantas».

MICHAEL POLLAN[1]

H oy en día ya casi nadie cocina, la falta de tiempo que tenemos todos en la sociedad moderna no lo permite en la mayoría de los casos. También, la disponibilidad de comida rápida y barata ha sustituido a la comida casera precisamente porque nadie cocina en casa y se ha convertido con el paso de los años en la forma más práctica de alimentar a la familia. En un solo viaje a una cadena de comida rápida, la cena para todos puede estar lista en cuestión de minutos y a muy bajo precio comparado con la comida de mejor calidad que venden en otro tipo de restaurantes.

Los resultados de esta forma de alimentación, aunados con un estilo de vida sedentario, los estamos viendo hoy en un alto porcentaje de la población que tiene sobrepeso y obesidad, y sufre los problemas de salud que conlleva este estilo de vida. Sin embargo, pienso que si queremos comer sano, saber qué hay en nuestra comida y alimentar a nuestra familia de la mejor forma posible, aunque sea modesta, tenemos que poner un poco más de esfuerzo en nuestro día a día y volver a la cocina. Además, cuando cocinamos tomamos el control de nuestra salud, decidimos qué es lo mejor para nosotros y le damos nuestro dinero a quien más se lo merece por la calidad de sus productos y precios. Cocinar en casa siempre va a ser más económico, entre otras cosas, porque nos estamos ahorrando el dinero que vamos a tener que gastar en visitas médicas, tratamientos y medicamentos si seguimos comiendo chatarra. Pero aparte de esa realidad, siempre va a costar menos comprar los ingredientes y hacerlos en casa.

Yo no soy chef, tampoco me considero una buena cocinera, utilizo muchas de las recetas que mi mamá me enseñó, como el arroz, los frijoles, las sopas, etc. Solo que les doy mi toque personal al hacerlos vegetarianos, con productos enteros, orgánicos y agregando otros ingredientes para complementar el poder nutricional. Busco los mejores alimentos que encuentro, los preparo antes cuando puedo, me aseguro de comer vegetales crudos todos los días en una ensalada muy grande y, al igual que muchos, tengo que arreglármelas con ¡la falta de tiempo! E inventar, pedir ayuda y aceptar que no siempre voy a poder hacer todo lo que quisiera, pero que sí voy a tratar siempre de hacer lo mejor que pueda. Nada más ni nada menos.

Mis recetas, como dije, son simples, pero quiero compartirlas con la intención de que sean útiles.

Como son basadas en plantas y no se usan animales, a continuación describo algunos de los alimentos que utilizo regularmente, pero que no son muy comunes, además de los utensilios con los que preparo mis platos:

Tofu. El tofu es una cuajada de semillas de soya que venden en un bloque parecido al queso blanco. Lo hacen con diferentes contexturas: suave (soft), seda (silken), mediano, firme y extrafirme; viene empacado en agua, por eso lo primero que hay que hacer, después de sacarlo del agua en el paquete, es exprimirle el agua que contiene adentro. Hay varias formas de hacerlo, algunas personas lo envuelven en toallas de cocina y lo aprietan cuidadosamente varias veces manteniendo la forma cuadrada del bloque hasta que las toallas quedan bien mojadas; otros compran un exprimidor, que se puede obtener por Internet, llamado en inglés «tofu press». Yo lo hago con dos platos: uno donde pongo el tofu y otro con el que lo cubro por encima y le pongo un objeto pesado para que vaya empujando el plato de arriba contra el tofu, apretando y exprimiéndole el agua poco a poco sin deformarlo, lo hago por una hora más o menos, dependiendo del tiempo que tenga disponible, además voy vaciando el agua que vaya cayendo en el plato de vez en cuando.

En realidad, esto es lo que se recomienda hacer para que quede mejor cuando se cocine. Sobre todo cuando se va a preparar cortado en cuadritos o en rebanadas, como cuando se hace la tocineta de tofu, aunque muchas personas lo cocinan sin exprimirlo y dejan que el agua se seque con el calor de la estufa. Cuando no tengo tiempo para esperar, lo que hago es apretarlo con las manos para que suelte la mayor cantidad de agua posible y listo. Y si lo voy a preparar como un revoltillo, no me preocupo mucho si se desbarata y pierde la forma ya que de todas maneras lo voy a desboronar al cocinarlo. El truco para quien está cocinando con tofu por primera vez es la sazón. Usa todas las especias que empleas normalmente para condimentar un bistec o un pedazo de pollo una vez que le hayas sacado toda el agua. Corta las rebanadas finas y los cuadros pequeños y marínalos por un tiempo para que agarren el sabor de los condimentos. Lo puedes hornear, freír, empanizar, etc.

Aceites. Lo mejor es usar aceite de oliva extra virgen presionado en frío (cold pressed), pero no se recomienda para cocinar a altas temperaturas porque al calentarse, su composición química cambia y comienza a producir sustancias carcinógenas, además de soltar un humo tóxico que no debe ser inhalado. Lo más recomendable es usarlo sin calentar en ensaladas y otros platos para cocinar a fuego bajo. El aceite de coco es el mejor para cocinar a altas temperaturas, al igual que el aceite de semillas de uvas o *grape seed oil*, aunque el de coco es más saludable.

Los aceites vegetales como los de maíz, canola y soya se deben evitar porque no son saludables por ser genéticamente modificados en su mayoría, son hidrogenados y también sueltan tóxicos cancerígenos a altas temperaturas.

Lo mejor es no freír los alimentos y usar aceites moderadamente, junto con grasas buenas provenientes del aguacate y las nueces, por ejemplo.

Endulzantes. Los recomendables son:

Stevia: Es cien por ciento pura y sin mezclas de ningún tipo. Lo mejor para endulzar algunos alimentos, aunque mejor todavía es tratar de cambiar la adicción hacia lo dulce y aprender a comer menos cosas dulces, postres y caramelos. Una fruta que se puede usar para endulzar es el dátil, que es un fruto seco muy nutritivo y se puede agregar a los batidos. También se puede conseguir azúcar de dátiles y de coco que son más saludables que el azúcar común blanca de mesa.

Azúcar de dátiles: Es muy similar a los dátiles enteros en cuanto a su nutrición, ya que es rica en antioxidantes, minerales como magnesio, cobre y potasio, además de fibras, lo que la hace mucho más nutritiva que el azúcar blanca de mesa; sin embargo, es importante usarla con moderación ya que es una fuente de carbohidratos simples y calorías. Esta azúcar no se disuelve, puesto que es la fruta seca molida, así que no es recomendable para bebidas como el té o el café, pero sí para postres y batidos.

Sirope de dátiles: Esta es una buena opción a la hora de querer utilizar un endulzante que reemplace al agave, la miel o el sirope de arce. Aunque el sirope de dátiles lo puedes comprar en las tiendas de productos naturales, es muy fácil de hacer en casa y más económico.

Para eso solo necesitas:

1 taza de dátiles medjool
1 ½ tazas de agua o más dependiendo de la consistencia deseada.

Se quitan las semillas a los dátiles, se cortan en pedazos pequeños y se licúan con el agua hasta que desaparezca la piel del dátil, y listo.

El sirope se debe guardar en la nevera, en una jarra de vidrio con tapa, y ser usado cuando sea necesario, si se pone muy espeso en la nevera se le puede agregar más agua. Se puede mantener refrigerado hasta por tres semanas.

Azúcar de coco: Aunque tiene un índice glicémico más bajo que el azúcar de mesa, es alto en fructuosa, lo que lo hace poco saludable, pero contiene más nutrientes que el azúcar regular, como hierro, potasio, zinc y calcio, además de antioxidantes ya que es extraído de la savia de la palma de coco. Debe usarse con moderación.

Los no recomendables son:

Agave: Aunque el agave es muy popular entre quienes tratan de comer de forma saludable, no es aconsejable por su alto contenido de fructuosa, una forma de azúcar que no es recomendable para la salud y a pesar de tener un índice glicémico bajo, es decir que no eleva rápidamente el azúcar en la sangre como lo hace la glucosa, sí puede ocasionar problemas más serios como la resistencia a la insulina.

Sal. Lo mejor es cocinar con sal de mar, pero es importante que sea de buena calidad. La sal blanca de mesa o común no resulta recomendable porque es refinada y hasta un noventa y cinco por ciento cloruro de sodio, además contiene agentes antiaglutinantes para que pueda fluir libremente, que son químicos hechos por el hombre.

Las mejores son la sal céltica y la sal rosada o del Himalaya.

Condimentos. Usa todos los condimentos que prefieras, pero trata de comprar orgánicos y sin químicos ni glutamato monosódico. Comino, tomillo, orégano, paprika, cúrcuma en polvo, laurel, etc. Usa las hierbas secas, pero también frescas como el cilantro y perejil, la menta y la albahaca. El ajo y la cebolla no deben faltar, así como el jengibre fresco.

Cómo masajear la col rizada. Uno de los vegetales que más uso para mis jugos verdes es la col rizada, pero también forma parte de mis ensaladas. Sin embargo, estas hojas pueden ser un poco duras para comerlas crudas, por eso es recomendable masajearlas a la hora de preparar la ensalada. Lo único que necesitas es sal marina y tus manos.

Después de lavarlas y sacarles el exceso de agua en un secador de ensalada (salad spinner) o secando las hojas con papel absorbente, las cortas en pedazos lo suficientemente grandes para la ensalada. Luego le agregas la sal y comienzas con ambas manos a darle un masaje suave hasta que comiencen a cambiar su color y textura, pero ten cuidado con no exagerar y marchitarlas demasiado con el masaje, detente cuando la textura de la hoja sea más tierna y suave, con un color verde más oscuro y un sabor más dulce. Al finalizar solo tienes que agregar lo que desees en tu ensalada junto con un poco de aceite de oliva y el jugo de un limón ¡y listo!

¿Por qué remojar las almendras? Para que las almendras sean aún más saludables se recomienda remojarlas en agua de ocho a doce horas antes de consumirlas. Esto ayuda a remover el ácido fítico y los taninos que contiene la cáscara marrón que las recubre y evita la absorción de los nutrientes, así como los inhibidores de enzimas que ayudan a prevenir la germinación prematura, pero cuando se remojan ese proceso de germinación comienza, incrementa la cantidad de vitamina que contiene, sobre todo la B, y hace que la proteína y todos sus nutrientes sean mejor absorbidos.

Remojar las almendras también ayuda a que sean más fáciles de digerir y de masticar. Después de remojarlas, se sacan del agua y se ponen en la nevera.

El pan. En un mundo ideal lo mejor sería no consumir pan, por muchas razones. En primer lugar, porque muchas personas son sensibles a una proteína que contiene el trigo llamada gluten, mientras otras simplemente no la pueden tolerar ya que sufren de la enfermedad celiaca.

Pero además existen otras razones por las que no se debería consumir un pedazo de pan blanco. Hecho con lo que queda de un trigo superprocesado con muy poca nutrición. Pero comprendo que para muchas personas es casi imposible pensar que no podrán consumir al menos una rebanada de pan en el desayuno, por eso verás que algunas de las recetas van acompañadas de una rebanada de pan Ezequiel, esa es la marca de un pan que venden en Estados Unidos, el cual se prepara utilizando los métodos tradicionales que se usaban para hacer el pan por miles de años. Está hecho con granos enteros germinados, leguminosas y semillas, además no contiene ingredientes artificiales, conservantes ni azúcar agregada. Sin lugar a duda, este pan es una mejor opción que los que se venden comúnmente, a pesar de que todavía contiene gluten; si no lo encuentras en tu ciudad o país, puedes utilizar uno con características similares. Este tipo de pan es vendido en algunos lugares como pan artesanal, pero es necesario leer bien los ingredientes antes de comprarlo para asegurarse de que sea lo más natural posible.

Algunos utensilios prácticos

Cesta vaporera plegable. Es una cesta que se puede utilizar con cualquier olla y solo es necesario colocar un poco de agua debajo para cocinar al vapor cualquier vegetal. Cocinar al vapor ayuda a que los alimentos no pierdan tanto su contenido nutricional como cuando se hierven en agua.

Secador de lechugas. Para que las lechugas queden crujientes se recomienda secarlas en estos aparatos que consisten en un colador giratorio que va secando mientras da vueltas.

Mandolina cortadora de vegetales. Este aparato es muy efectivo a la hora de rebanar vegetales para hacer ensaladas de forma rápida. Además, sirve para cortar en juliana y rallar los vegetales para preparar cualquier plato en pocos minutos. Tiene diferentes tamaños de grosor y hoy en día se venden muchas en el mercado.

«Spiralizer» o espiralizador de vegetales (saladacco). Este es un aparato que ayuda mucho a crear platos veganos y crudos, entre ellos la famosa pasta de vegetales, ya que corta calabacín, zanahoria, remolachas y cualquier otro vegetal firme y fresco en tiras tipo espagueti con los que se pueden crear muchos platos.

Bolsa para hacer leche de nueces. Esta bolsita hecha de malla fina es ideal para hacer tu propia leche de almendras y muy útil en la cocina vegetariana, ya que se puede usar para muchas cosas más, entre ellas colar tu jugo verde cuando no tienes un extractor de jugos.

Frascos de vidrio con tapa. Aunque no son necesarios, sí es recomendable tener en casa un par de jarras llamadas *mason*, en inglés, que vienen con sus tapas; son útiles para muchas cosas, como guardar alimentos, batidos, jugos y mucho más.

Procesador de alimentos. Para algunos platos es recomendable utilizar un procesador de alimentos, ya que son útiles a la hora de rallar, cortar, rebanar y mezclar ingredientes de forma rápida. Y aunque es posible que con el uso de una licuadora se pueda lograr casi el mismo efecto, o con un rallo manual, los procesadores de alimentos pueden ayudar a hacer tareas con mucha más facilidad.

CAPÍTULO 17

Recetas 5:2

«La libertad y tranquilidad que experimentas durante
el ayuno te permiten descubrir nuevas profundidades
inimaginables del significado de la vida».

HERBERT SHELTON[1]

A continuación te doy ideas de cómo serían los platos dentro del ayuno 5:2, en el que se necesita contar calorías durante dos días a la semana. El resto de los días puedes consumir cualquiera de las otras recetas del ayuno 16:8, ya que durante esos días no hay restricciones en cuanto al número de calorías, pero sí es buena idea seguir comiendo limpio, sano y fresco.

La combinación de estos platos los dejo a tu gusto, solo ten en cuenta la cantidad de calorías de cada cual a la hora de escogerlos y así no te pasas ni consumes menos de lo recomendado.

DESAYUNO

1. Café bulletproof (238 cal para 4 porciones, 59 por porción)

    Ingredientes:
    4 tazas de café (4 cal)
    2 cucharadas de aceite de coco (234 cal)
    Stevia al gusto

Preparación:

Se prepara el café de forma regular, al gusto de cada persona. Luego en una licuadora se pone el aceite de coco y la stevia. Se licúa hasta que se vea cremoso, ¡y listo!

2. Leche dorada (91 cal)

Esta bebida es un poderoso antiinflamatorio que se puede usar para reemplazar el café por las mañanas cuando vayas a desayunar.

Se hace con cúrcuma en polvo, una raíz que tiene tantos beneficios para nuestra salud que realmente no debería faltar en nuestra vida.

Ingredientes:

1 taza de leche de almendras (40 cal)

1 cucharadita de pasta de cúrcuma (ver receta abajo) (8 cal)

4 gotas de stevia (0 cal)

1 cucharadita de aceite de coco (43 cal) o ajonjolí (40 cal)

Preparación de la leche dorada:

Se calienta la taza de leche y se le agrega la pasta de cúrcuma dependiendo del gusto (lo mejor es comenzar con ¼ de cucharadita e ir aumentando poco a poco, ya que la cúrcuma tiene un sabor diferente al cual te irás acostumbrando poco a poco). Se endulza con la stevia y se le agrega el aceite.

Ingredientes para la pasta:

¼ taza de cúrcuma en polvo

½ taza de agua

Preparación de la pasta:

Se mezcla en una olla pequeña hasta formar una pasta y se cocina a fuego mediano revolviendo constantemente. Si se seca se agrega más agua. Al enfriar se pone en un envase de cristal y se puede tener en la nevera hasta por un mes.

Tomar leche dorada antes de dormir es relajante y al hacerlo por cuatro días seguidos, a cualquier hora, ayuda a aliviar los dolores del cuerpo, además regula el azúcar en la sangre.

3. Banana y mantequilla de maní (153 cal)

Media banana de desayuno para quienes estén haciendo el 5:2 es una buena opción porque esta fruta satisface el apetito y, aunque tiene casi cien calorías, es nutritiva y aporta fibra.

Ingredientes:

½ banana cortada a lo largo (48 cal)

1 cucharada de mantequilla de maní (95 cal)

1 cucharadita de azúcar de dátiles (10 cal)

Preparación:

Poner la banana cortada en un plato, untar la mantequilla de maní en ambos pedazos y rociarlo por encima con el azúcar de dátiles.

4. Almendras y dátiles (121 cal)

Las almendras pueden ser una buena opción a la hora de comer pocas calorías llenas de nutrición, son altas en fibra, proteína, grasa de la buena, minerales, vitamina E. Combinadas con los dátiles, que también son ricos en vitaminas, minerales y fibra, pueden convertirse en un desayuno delicioso, simple, fácil de preparar y muy alimenticio.

Ingredientes:

8 almendras (55 cal)

3 dátiles medjool (66 cal)

Preparación:

En realidad, este plato no tiene preparación especial ya que se pueden comer ambos productos directamente sin hacerles nada, sin embargo, hay quienes prefieren sacarle la semilla al dátil cortarlos a la mitad y ponerle una almendra a cada pedazo de dátil, pero en realidad la idea es saborear lentamente ambos alimentos para que se calme el hambre y se pueda disfrutar su delicioso sabor.

Dato curioso:

Según la experta en desórdenes del sueño, la doctora Nerina Ramlakhan, consumir ocho almendras y tres dátiles durante los primeros treinta minutos después de levantarse ayuda al cuerpo a producir melatonina más tarde por la noche, hormona que es crucial para tener un sueño reparador.

5. Batido verde (166 cal)

El batido verde puede ser un buen reemplazo del desayuno, solo hay que asegurarse de que tenga los ingredientes que realmente sustituyan, desde el punto de vista nutricional, una comida. Además, es importante no excederse en la cantidad de frutas por su alto contenido de azúcar.

Ingredientes:

> 1 vaso de agua filtrada
> ½ vaso de frutas congeladas orgánicas (35 cal)
> 1 taza de espinacas (7 cal)
> 1 cucharadita de spirulina en polvo (7 cal)
> 1 cucharada de semillas de ajonjolí o sésamo (52 cal)
> 1 dátil sin semilla (22 cal)
> ½ cucharada de semillas de chía (43 cal)

Preparación:

> Poner todos los ingredientes en la licuadora y licuar hasta que tengan una consistencia líquida, agregar más agua si es necesario.

6. Pudín de chía (387 cal para dos porciones, 193 por porción)

Este pudín se puede usar como desayuno, postre o merienda. Es supernutritivo, fácil y rápido de preparar, aunque se debe dejar en la nevera por lo menos dos horas hasta que cuaje.

Se le puede agregar cualquier tipo de fruta cortadita a la hora de comerlo, pero no es necesario ya que por sí solo es delicioso. Esta es la receta básica a la que se le pueden hacer diferentes variaciones y también agregar frutas, nueces, pedacitos de chocolate y cereal, pero hay que tener cuidado con las calorías si se usa para el ayuno intermitente 5:2.

Ingredientes:

> 2 tazas de leche de almendras (80 cal)
> ½ taza de semillas de chía (214 cal)
> 1 cucharada de almendras rebanadas (40 cal)
> Stevia al gusto (0)
> Extracto de vainilla al gusto

½ taza de frutas cortadas en trozos, como fresas (24 cal), meloco-
tones (29 cal)

¼ de cucharadita de canela en polvo (opcional)

2 jarras de vidrio con tapa

Preparación:

Se combinan todos los ingredientes en un tazón, con excepción
de las frutas y la canela. Se vierte la mezcla en las jarras de vidrio,
se tapan y se ponen en la nevera por un mínimo de 2 horas o toda la
noche. Es importante que durante el primer par de horas se revuelva
su contenido cada 30 minutos para asegurarse de que no se formen
cúmulos de chía y de que quede bien distribuido su contenido. Se
puede dejar en la nevera hasta por 5 días.

A la hora de servir se le ponen las frutas por encima y se le espolvorea la canela.

7. Ensalada de frutas (199 cal)

Ingredientes:

1 banana cortada en rebanadas (95 cal)

1 naranja cortada en trozos pequeños (45 cal)

½ taza de arándanos azules (42 cal)

1 limón amarillo (11 cal)

½ cucharadita de azúcar de dátiles (6 cal)

Preparación:

Se ponen todos los ingredientes en un tazón. En una taza, se
mezcla el jugo de limón amarillo y el azúcar de dátiles hasta que se
disuelva un poco, este jugo se les agrega por encima a las frutas y se
mezclan.

SOPAS

1. Sopa de miso (66 cal)

La sopa de miso es muy fácil de preparar. Solo hace falta comprar
la pasta de miso que venden en las tiendas de productos naturales y
seguir las instrucciones del paquete que por lo general es agregar el
miso a agua bien caliente hasta que se disuelva, y eso es todo. Pero

a mí me gusta agregarle pedacitos de alga Kombu, una hoja de col rizada picadita y unos cubitos pequeños de tofu crudo. La cocino por cinco minutos, y listo.

También se puede comprar en sobre y solo hay que agregarle agua caliente. Pero como siempre, es importante asegurarse de que sea hecha con productos orgánicos y no alterados genéticamente.

2. Caldo básico (162 cal para 2 porciones, 81 por porción)

Este caldo es muy nutritivo y bajo en calorías. Reemplaza al consomé de pollo o carne y le puedes agregar los vegetales que desees como lo harías con una sopa regular, además de la zanahoria, cebolla, tomate, apio, hojas verdes y ajo que se utilizan en la base, le puedes poner papas, calabacín, brócoli, repollo, mazorcas de maíz (que no sean genéticamente modificadas), yuca, etc.

Para hacerla usamos un alga marina comestible llamada Kombu que vendría siendo el ingrediente que reemplaza el pollo, este tipo de vegetal de mar lo consigues en tiendas de productos naturales. Pero también puedes hacer tu caldo sin el alga y agregar más vegetales y el cubito vegetariano orgánico.

Ingredientes:

4 tazas de agua

1 pedazo grande de alga Kombu enjuagado con agua fría (10 cal)

2 pedazos de berza (*collard greens*) (22 cal)

1 zanahoria (25 cal)

1 cebolla blanca cortada en trozos grandes (44 cal)

3 ramas de apio (18 cal)

4 dientes de ajo (16 cal)

1 tomate grande (22 cal)

1 cucharada de sal marina

1 cucharada de cubito de vegetales (Better than Bouillon) (opcional) orgánico y Non-OMG o transgénicos (5 cal)

Preparación:

Se colocan todos los ingredientes en una olla grande con el agua, la sal y el cubito, con cuidado de que no quede muy salado. Cocinar hasta que la zanahoria esté suave.

El alga se puede desechar o cortar en pedacitos y volverla a poner en la sopa. Puedes licuarla para hacer una crema o sacar los ingredientes y dejarla como un consomé. A mí me gusta sacar la cebolla, el ajo y el tomate de la sopa, ponerlos en un colador y apretarlos hasta que se deshagan y suelten el sabor, así no quedan dentro de la sopa.

Para el ayuno 5:2 no debes agregar más vegetales, pero sí puedes comer las hojas verdes dentro de la sopa o también tomar solo el caldo sin vegetales, eso lo puedes hacer durante el día para calmar el hambre con ambos ayunos. Para el ayuno 16:8 puedes agregarle todos los vegetales que quieras y comértelos en tu sopa.

3. Sopa de auyama o calabaza (393 cal para 2 porciones, 196 por porción)

Existen muchas formas de preparar esta crema de calabaza. Yo la hago de forma fácil, cocinando la calabaza con los demás ingredientes y licuando la calabaza con todos ellos, pero agregando el líquido poco a poco para que quede cremosa.

Ingredientes:
1 taza de auyama (calabaza) pelada y cortada en pedazos (60 cal)
1 cebolla picada a la mitad (46 cal)
2 dientes de ajo machacados y picados (8 cal)
3 tallos de apio con sus hojas (18 cal)
4 tazas de agua
1 cucharada de sal céltica
Pimienta al gusto
2 cucharadas de aceite de oliva (238 cal)
1 cucharada de cubito vegetariano (opcional) (5 cal)
¼ de paquete de cilantro
1 cucharada de semillas de calabaza tostadas (18 cal)

Preparación:
Se ponen todos los ingredientes en una olla grande menos las semillas de calabaza y el cilantro. Se cocina todo a fuego mediano por unos 25 minutos o hasta que los vegetales estén blandos. Se agregan las ¾ partes del cilantro y se cocina unos 5 minutos más.

Con cuidado se ponen todos los ingredientes sólidos en la licuadora y se le va agregando agua poco a poco a medida que se licúan para que quede con una consistencia cremosa.

Se pone todo de nuevo en la olla, se corrige el sabor con más sal o cubito.

Aparte, en una bandeja de hornear de metal, se colocan las semillas de calabaza con un poco de sal y un mínimo de aceite, se meten al horno unos 5 minutos o hasta que estén doradas.

Se sirve en platos de sopa y se le ponen varias semillas, hojitas de cilantro fresco, un poco de pimienta y aceite de oliva por encima (para el ayuno 16:8).

PLATOS CON MENOS DE 500 CALORÍAS

1. Guacamole con vegetales crudos (518 cal para 2 porciones, 259 por porción)

   El guacamole es uno de mis platos favoritos y es tan fácil de hacer que vale la pena el esfuerzo de cortar y mezclar unos pocos ingredientes para saborear su rico sabor. Esta es una receta básica a la cual puedes agregar o quitar cualquier ingrediente de tu preferencia.

Ingredientes:

2 aguacates Hass que estén suaves al apretarlos (estos son los más pequeños, pero se puede usar el tipo más común de aguacate) (370 cal)

1 limón verde (20 cal)

2 ramitas de cilantro picaditas (0 cal)

½ cebolla roja picadita (30 cal)

¼ de tomate picadito (18 cal)

½ jalapeño picadito sin semilla (2 cal)

¼ cucharadita de sal del Himalaya

4 ramas de apio cortadas a lo largo (4 cal x 1) (16 cal en total)

2 zanahorias cortadas a la mitad y luego a lo largo cuatro veces para que queden como palitos. (31 cal x 1) (62 cal en total)

Preparación:

Cortar los aguacates a la mitad y sacarles la semilla. Con una cuchara vaciar cada mitad y poner el aguacate en un tazón o cuenco hondo. Con un tenedor comenzar a triturarlo suavemente hasta que quede suave, pero con consistencia grumosa.

Agregar el jugo de limón, la sal y mezclar muy bien, y por último los demás ingredientes uniéndolos cuidadosamente.

Se puede comer solo con los apios y las zanahorias cortados en palitos o también lo pueden consumir como acompañante de cualquier otro plato.

2. Hummus con vegetales (1325 cal para 4 porciones, 331 por porción)

El hummus se puede hacer con garbanzos secos que se deben remojar durante la noche y cocinarlos con un poquito de sal al día siguiente.

También se puede hacer utilizando garbanzos en lata, siempre que no contengan Bisfenol A o BPA, una toxina que interfiere con las hormonas, y que no sean garbanzos genéticamente modificados.

Ingredientes:

1 lata (16 onzas) de garbanzos con su agua (46 cal)

Jugo de 1 limón amarillo (11 cal)

½ taza de tahini (pasta de sésamo) (680 cal)

¼ de taza de aceite de oliva (447 cal)

2 dientes de ajo (4 cal x 1 diente) (8 cal total)

Sal del Himalaya al gusto

Pimienta al gusto

1 cucharadita de paprika o al gusto (10 cal)

1 cucharadita de comino o al gusto (8 cal)

1 cucharada de perejil picadito para adornar (1 cal)

2 pimentones rojos cortados a lo largo (18 cal) (36 total)

4 ramas de apio cortadas en palitos (4 cal x 1) (16 cal total)

2 zanahorias cortadas en palitos (31 cal x 1) (62 cal total)

Preparación:

Para hacer el hummus se recomienda utilizar un procesador de alimentos, sin embargo, también se puede utilizar la licuadora.

Se ponen los garbanzos en el procesador, dejando varios granitos para la decoración final.

Se le agrega el tahini, el jugo de limón, el aceite de oliva, los dientes de ajo, la sal, la pimienta, el comino y la paprika.

Se mezcla bien hasta que tome consistencia cremosa agregándole poco a poco el agua reservada a medida que sea necesario hasta obtener la consistencia preferida.

Se corrige el sabor agregándole más sal o limón al gusto si es necesario y se coloca en un plato medio hondo dándole un poco de diseño con un tenedor, se recomienda en este punto ponerlo en la nevera una media hora, pero se puede comer inmediatamente.

Finalmente, se le agrega un chorrito de aceite de oliva y los garbanzos reservados, se le espolvorea por encima más paprika y se adorna con el perejil. ¡Y listo!

Se puede comer con el pimentón rojo cortado a lo largo o cualquier otro vegetal como zanahoria y apio cortados en palitos.

3. Tofu con cebolla (444 cal)

Ingredientes:

¼ bloque de tofu orgánico extra firme (103 cal)

½ cebolla (11 cal)

2 cucharadas de aceite de coco (234 cal)

1 cucharadita de sal marina

1 cucharadita de comino en polvo (8 cal)

1 cucharadita de cúrcuma en polvo (8 cal)

1 rebanada de pan Ezequiel (80 cal)

Preparación:

Se exprime el tofu y se rebana finamente a lo largo. Se rebana la cebolla a lo largo. En una sartén se calienta 1 cucharada de aceite y se cocina la cebolla hasta marchitar con un poquito de la sal.

Se saca del sartén, se le pone más aceite y se cocina el tofu hasta que esté dorado, se le pone el resto de la sal, el comino y la cúrcuma, y se echan las cebollas cocinadas.

Se come acompañado por una rodaja de pan Ezequiel.

4. Pasta cruda de calabacín 5:2 (558 cal para 2 porciones, 279 por porción)

Esta es una pasta cruda deliciosa, muy baja en calorías, que se puede hacer con varias salsas al igual que se haría con una pasta regular. Aunque la puedes acompañar con tu salsa favorita, esta es con una de tomate con pocas calorías. Para hacerla hace falta un aparato llamado spiralizer que venden en muchos sitios donde están los utensilios de cocina, y es con lo que se le da la forma de espagueti.

Ingredientes para la pasta:

3 calabacines frescos y firmes (112 cal)
2 cucharadas de semillas de cáñamo (80 cal)
1 cucharada de levadura nutricional (60 cal)

Preparación de la pasta:

Pasar los calabacines lavados y secos por el spiralizer para que queden en forma de espagueti. Ponerlos ya cortados en un tazón.

Ingredientes para la salsa roja:

1 tomate (22 cal)
½ cebolla (34 cal)
3 dientes de ajo (12 cal)
Sal marina al gusto
Pimienta al gusto
2 cucharadas de aceite de oliva extra virgen (238 cal)

Preparación de la salsa roja:

En una sartén se calienta el aceite con la cebolla por 5 minutos, luego se agrega el ajo y se cocina por 2 minutos, y finalmente se añade el tomate y los condimentos y se cocina por otros 5 a 10 minutos. Se vierte sobre la pasta vegetal al momento de servir.

5. Ceviche de hongos (504 cal para 2 porciones, 252 por porción)
   Este ceviche es vegetariano ya que no usamos pescado, el cual se sustituye por hongos.

Ingredientes:

1 libra de hongos blancos, frescos y firmes, lavados y rebanados (101 cal)
1 pimentón verde o rojo cortado en rodajas muy finas (33 cal)
½ cebolla roja rebanada muy finamente a lo largo (33 cal)
1 diente de ajo finamente picado (4 cal)
1 jalapeño pequeño sin semillas y cortado en rebanadas muy finas (4 cal)

2 cucharadas de cilantro picadito (1 cal)

El jugo de 3 limones verdes (60 cal)

2 cucharadas de aceite de oliva extra virgen (238 cal)

Pimienta al gusto

1 cucharadita de sal céltica

6 hojas de lechuga romana (30 cal)

Preparación:

Batir con un tenedor en un tazón pequeño el aceite, el jugo de limón y la sal hasta que emulsionen un poco.

En un tazón grande se ponen los hongos, los pimentones, el ajo, el jalapeño, la cebolla, el cilantro y se les agrega la mezcla del limón. Se revuelve todo muy bien y se le pone la pimienta. Se mete a la nevera por lo menos una hora y se sirve sobre las hojas de la lechuga.

6. Rollitos de sushi con arroz de coliflor (792 cal para 4 porciones, 198 cal por porción)

Este es un plato divertido donde solo hace falta experimentar y usar la imaginación.

A mí personalmente lo que me gusta del sushi es el sabor de los condimentos que se usan, como la combinación de la salsa soya con el jengibre encurtido y la pasta de picante japonés wasabi. Los ingredientes como el jengibre en encurtido, el nori y el wasabi se consiguen en algunos supermercados en el área donde venden productos para hacer sushi. Y se puede utilizar cualquier vegetal preferido.

Antes de hacer los rollitos necesitas tener listo el arroz de coliflor.

El arroz de coliflor crudo es un sustituto muy nutritivo del arroz blanco y se puede usar en casi todos los platos que requieren arroz, o como acompañante, y hasta para hacer el sushi. Es bajo en calorías y fácil de hacer.

Ingredientes del arroz de coliflor:

1 coliflor grande lavada y secada (146 cal)

4 cucharadas de aceite de oliva extra virgen (476 cal)

Sal al gusto

Comino al gusto o cualquier especia favorita

2 cucharadas de perejil picadito

Preparación del arroz de coliflor:

Se cortan en pedazos grandes las flores de la coliflor con un poco de la parte más tierna de sus tallos, cualquier hoja verde que tenga, el centro de la coliflor, y los tallos más gruesos y duros no se utilizan para hacer el arroz.

Se ponen en un procesador de alimentos utilizando el disco para rallar y se trituran hasta quedar del tamaño y la textura parecidos a los granos de arroz.

Si no tienes procesador puedes usar un rallador de los que se usan para rallar el queso por el lado con los huecos más grandes. En ambos casos, al finalizar se pone en un papel toalla para que absorba el exceso de humedad y no se ponga aguada a la hora de prepararla.

Ingredientes de los rollitos de sushi:

2 tazas de arroz de coliflor crudo (146 cal)

4 hojas de algas nori orgánicas para hacer sushi (5 cal) (20 cal en total)

1 zanahoria cortada en tiras largas estilo juliana (25 cal)

1 pepino pelado si no es orgánico y cortado en tiras largas estilo juliana (34 cal)

Varias hojas de lechuga romana (8 cal)

1 pimentón rojo o amarillo cortado en tiras largas estilo juliana (43 cal)

1 aguacate rebanado a lo largo (234 cal)

2 cucharadas de salsa tahini (178 cal)

1 cucharada de vinagre de arroz (3 cal)

2 cucharaditas de sal marina

½ taza de salsa tamari (68 cal)

¼ de taza de agua

2 cucharadas de wasabi (33 cal)

Preparación de los rollitos de sushi:

El arroz de coliflor se hace como se indica en los primeros pasos de la receta anterior sin llegar a cocinarlo, ya que esta es una versión cruda de este tipo de sushi. (Sin embargo, si quieres lo puedes cocinar de 5 a 10 minutos con la sal y el vinagre de arroz).

Después de rallarlo se escurre en una bolsa de hacer leche de nueces para sacarle el líquido y que no quede mojado.

Una vez escurrido se mezcla muy bien con el tahini, el vinagre y la sal hasta que quede uniforme.

Se pone una hoja de nori sobre un plato o en una esterilla de bambú que se usan para hacer sushi con la parte opaca hacia arriba, se cubre la mitad con 2 o 3 cucharadas del arroz de coliflor y se esparce con los dedos o una espátula dejando los bordes libres. Luego se colocan los vegetales a lo largo sobre el arroz y se puede agregar una línea fina de wasabi a lo largo del nori, pero es opcional.

Finalmente se enrolla con mucho cuidado comenzando por el lado más cercano a ti y apretando con firmeza hasta formar un rollo. Para cerrarlo se moja ligeramente con el agua el borde del nori antes de cerrar el rollo.

Se deja reposar y se corta a lo largo en 6 rollitos, se sirven en un plato junto con la ½ taza de salsa tamari, el wasabi y el jengibre en encurtido.

ENSALADAS

Las ensaladas son los mejores platos a la hora de hacer el ayuno 5:2 porque son abundantes y con pocas calorías.

A continuación te presento dos ensaladas que pueden ser una comida completa durante este estilo de ayuno.

1. Ensalada con semillas (420 cal)

Ingredientes:
    1 lata de garbanzos orgánicos sin BPA (46 cal)
    2 tazas de col rizada (66 cal)
    ½ cucharadita de sal marina
    ½ tomate rebanado (11 cal)
    ½ pepino rebanado (8 cal)
    2 hongos blancos (8 cal)
    2 tallos de apio rebanados (8 cal)
    2 zanahorias ralladas (62 cal)
    1 cucharada de aceite de oliva extra virgen (119 cal)
    1 cucharada de agua
    1 cucharada de vinagre de sidra de manzana (3 cal)
    ½ cucharadita de sal marina o al gusto

1 cucharada de semilla de calabaza (18 cal)

1 cucharada de semillas de girasol (51 cal)

1 cucharada de semillas de cáñamo (20 cal)

Preparación:

Se lavan y secan en un secador de ensaladas las hojas de col rizada y se cortan en tamaños fáciles de comer. Se les masajea con ½ cucharadita de sal hasta que cambien de color y textura.

Aparte se bate la sal en el vinagre y la cucharada de agua hasta que se deshaga la sal, luego se va añadiendo el aceite poco a poco y batiendo fuerte para que emulsione.

En una ensaladera se colocan la col rizada masajeada, los garbanzos y el resto de los ingredientes, se añade el aderezo y se mezcla todo muy bien.

Se le colocan todas las semillas por encima.

2. Ensalada con quínoa (277 cal)

Ingredientes:

3 tazas de espinacas (21 cal)

½ tomate cortado en pedacitos (11 cal)

½ pepino cortado en pedacitos (8 cal)

2 rábanos cortados en pedacitos (2 cal)

½ taza de daikon cortado en pedacitos (10 cal)

2 hongos blancos rebanados (8 cal)

1 cucharada de aceite de oliva extra virgen (119 cal)

1 cucharada de agua

1 cucharada de vinagre de sidra de manzana (3 cal)

¼ de taza de quínoa cocinada (50 cal)

Preparación:

Se mezcla la sal en el vinagre y la cucharada de agua hasta que se deshaga la sal, luego se va añadiendo el aceite poco a poco y batiendo fuerte para que emulsione.

En una ensaladera se ponen todos los ingredientes, se bañan con el aderezo y se mezclan.

CAPÍTULO 18

Recetas 16:8

«El ayuno es un arma intensa. Tiene su propia ciencia. Nadie, hasta donde tengo entendido, tiene un conocimiento perfecto de eso».

GANDHI[1]

En el ayuno 16:8 no es necesario contar calorías, aquí solo se cuentan las horas en las que se puede comer, que son por lo general 8, y las de ayunar que son 16, sin duda esto hace todo mucho más fácil.

Las recetas que verás a continuación son para que tengas una idea de comidas vegetarianas/veganas al estilo latino, es comida común que simplemente no tiene carne. Están hechas con ingredientes que casi todos conocemos y tratan de mantener los sabores cotidianos de nuestra cultura hispana, a través de condimentos, hierbas y especias naturales, pero sin ningún tipo de productos derivados de animales, esto en la medida de mi conocimiento porque te sorprenderías al saber la cantidad de productos que los contienen.

A estas recetas les puedes agregar, si así lo deseas, la proteína animal que prefieras, pero no exageres, trata de disminuir su consumo al máximo y comienza a probar platos vegetarianos que solo te traerán beneficios para la salud. También puedes preparar cualquiera de las recetas del ayuno 5:2 y consumirlas sin ningún problema mientras haces el 16:8 porque, como dije, aparte de controlar el número de horas para comer, no se cuenta más nada.

A pesar de que algunos expertos insisten en que este ayuno da resultados sin importar la calidad o la cantidad de los alimentos que se ingieran, yo creo, y sigo remarcando esto, que es importante hacer un esfuerzo para comer alimentos de verdad, evitar la chatarra y no abusar con las cantidades. De todas formas, al poco tiempo de estar haciendo el ayuno 16:8 tu apetito irá disminuyendo y también tus antojos desaparecerán, por lo que en un momento determinado el comer más de la cuenta no será un problema, pero siempre es bueno estar alerta y evitar compensar por la comida que omitiste ese día.

El orden de cuándo comerlas lo pones tú, dependiendo del horario que hayas escogido para hacer tu ayuno; sin embargo, aunque un plato esté en la lista del desayuno, puedes comerlo a cualquier hora del día, siempre y cuando sea dentro de tu ventana de alimentación.

DESAYUNO

1. Huevos revueltos sin huevo (tofu)

    Esta es una versión vegetariana de los huevos revueltos, donde se usa el tofu para sustituir a los huevos y con un poco de cúrcuma en polvo se les da el color amarillo de los mismos.

    Ingredientes:

    1 paquete de tofu firme orgánico exprimido y Non-OMG o transgénico
    1 cebolla
    ½ cucharadita de cúrcuma en polvo
    ½ cucharadita de sal marina del Himalaya
    ½ cucharadita de comino
    2 cucharadas de aceite de oliva extra virgen o aceite de coco

    Preparación:

    Corta la cebolla finamente a lo largo o en cuadritos y cocínala en una sartén con el aceite hasta que se marchite. En un plato aparte desmenuza el tofu con un tenedor hasta que tenga la consistencia de huevos revueltos, ponlo a cocinar en la sartén y agrega la sal y la cúrcuma. Cocínalo unos minutos más mientras revuelves todo y finalmente agrégale el comino y déjalo cocinarse un par de minutos más.

2. Batido de proteína vegetal

    Ingredientes:

    1 taza de leche de almendras

1 medida de proteína vegetal en polvo (la venden en las tiendas de productos naturales, busca que sea orgánica y sin transgénicos)

1 banana

1 cucharada de semillas de ajonjolí

1 cucharada de spirulina

1 cucharada de maca

1 cucharada de aceite de coco orgánico y Non-OMG o transgénico

1 dátil sin semilla

2 hojas de col rizada

½ taza de arándanos azules (blueberries)

Preparación:

En una licuadora o un nutriBullet se colocan todos los ingredientes y se licúan hasta que tengan una consistencia espesa pero suelta, si está muy espeso se le puede agregar un poco más de agua o de leche de almendras.

3. Frijoles negros con tomate y cebolla

Ingredientes:

1 lata de frijoles negros orgánicos, sin BPA

½ cebolla picadita

1 tomate mediano picadito

1 cucharada de aceite de oliva extra virgen

1 cucharadita de sal marina

1 cucharadita de cúrcuma

½ cucharadita de comino

Preparación:

Saltea la cebolla en una sartén con el aceite a fuego mediano, cuando estén un poco cocinadas agrega el tomate y continúa cocinándolos hasta que ambos estén marchitos.

Escurre el líquido de la lata de frijoles y echa su contenido en la sartén, agrega la sal y cocina todo revolviendo por unos minutos, luego con un triturador de hacer puré de papas o con un tenedor tritura los frijoles hasta que queden pocos pedazos completos o más, dependiendo del gusto. Agrega la cúrcuma y el comino, y cocina por unos 3 minutos más.

4. Avena cruda

La avena es uno de los cereales más populares y utilizados en el desayuno. Esto se debe, en parte, a la tradición de muchas personas y porque se le ha calificado como uno de los más saludables, entre otras cosas porque podría ayudar a regular los niveles del azúcar en la sangre, disminuir el colesterol, y su alto contenido de fibra soluble tiene beneficios para la salud del corazón y hace que la persona se sienta llena por más tiempo. Sin embargo, la avena contiene ácido fítico o fitato, una sustancia natural que viene en muchos alimentos, y es conocida como «antinutriente», ya que puede impedir la absorción de minerales como el hierro, zinc y calcio, pero a la vez es un antioxidante con beneficios.

Por eso la receta a continuación es con avena remojada durante la noche, esto ayuda a disminuir la cantidad de ácido fítico y a que sea más fácil de digerir.

Lo mejor es utilizar avena de buena calidad, orgánica y sin gluten. La avena instantánea no es recomendable por ser superprocesada, contener azúcar, aditivos químicos y sal.

Ingredientes:

½ taza de avena

1 taza de leche de almendras

1 cucharada de chía

Stevia líquida al gusto

½ taza de fruta picada en trozos grandes, puede ser banana, manzana o bayas frescas o congeladas

1 cucharadita de semillas de cáñamo

1 cucharadita de nueces picaditas

Canela en polvo al gusto

Preparación:

En un frasco con tapa se ponen todos los ingredientes menos las frutas, semillas, nueces y canela. Se mezclan un poco, se tapa el frasco y refrigera durante la noche.

Al día siguiente, se saca el frasco de la nevera, se destapa y se le agrega por encima la fruta de preferencia, las semillas, las nueces y, por último, se espolvorea la canela al gusto, y ya está lista para comer.

5. Panquecas de quínoa

Este es un plato fácil, nutritivo y delicioso. Si la quínoa no viene prelavada se debe remojar para sacarle la cascarita que tiene y puede ser amarga. Por lo general, hoy en día la venden lista para cocinar.

Ingredientes:

1 taza de quínoa

1 taza de agua

1 cucharadita de sal

1 cucharada de aceite de coco orgánico

Preparación:

Se licúa la quínoa con el agua y la cucharadita de sal.

En una sartén se calienta el aceite y se pone una o dos cucharadas de la mezcla al igual que se hacen las panquecas regulares. Cuando comienzan a verse en la mezcla los pequeños orificios que se forman por el calor, se les da la vuelta y se cocinan hasta que estén doradas.

Estas panquecas las puedes servir con mantequilla de maní y un poco de sirope de dátiles.

6. Perico venezolano

Es un plato típico de Venezuela que nunca falta en la mayoría de los hogares, se hace con huevos, pero aquí usaremos tofu para reemplazarlo. En Venezuela se acompaña con arepa, pero si no la tienes a mano, puedes comerte el perico con una rebanada de pan de germinados.

Ingredientes:

1 bloque de tofu exprimido orgánico y Non-OMG o transgénico

1 cebolla picadita

1 tomate picadito

4 cucharadas de aceite de semillas de uvas

1 cucharadita de sal marina

1 cucharadita de cúrcuma

½ cucharadita de comino

Pimienta al gusto

Preparación:

Saltea la cebolla en una sartén a fuego mediano, pocos minutos más tarde agrega el tomate picado y cocínalos hasta que ambos estén marchitos. En un plato aparte desmenuza el tofu con un tenedor o el aparato para hacer puré de papas hasta que tenga la consistencia de huevos revueltos, agrégalo al sartén, échale la sal y la cúrcuma y cocina todo revolviendo por unos minutos. Agrega el comino y la pimienta molida, y cocina todo por unos 3 minutos más.

7. Dátiles con mantequilla de anacardos (*cashews*)

Los dátiles son una fuente excelente de vitaminas, minerales y fibra. Y los anacardos o *cashews*, como se les conoce en inglés, son ricos en proteína y grasas buenas.

Este es un plato muy sencillo de hacer y nutritivo que se puede usar en el desayuno, como merienda o postre.

Ingredientes:

5 dátiles con semillas (medjool)
5 cucharaditas de mantequilla de anacardos

Preparación:

Abrir los dátiles y sacarles las semillas sin cortarlos a la mitad, se le coloca una cucharadita de la mantequilla de anacardos donde estaba la semilla y se aprieta un poco con los dedos para compactar la mantequilla dentro del dátil.

ALMUERZO O CENA

1. Quínoa

La quínoa es una semilla muy nutritiva que se ha hecho muy popular en los últimos años en todo el mundo. Se cocina al igual que el arroz y se puede usar en muchos platos y como acompañante, tal y como se hace con el arroz.

En ensaladas es deliciosa y solo se tiene que agregar una vez cocinada y enfriada.

Ingredientes:

1 taza de quínoa orgánica

2 tazas de agua

Sal marina al gusto

Preparación:

En una olla mediana se colocan todos los ingredientes a fuego alto. Cuando hierva se cubre con la tapa y se pone a fuego bajo por 15 minutos más o menos hasta que el líquido esté seco. Se apaga y se deja reposar unos 3 minutos más.

2. Mijo

El mijo o *millet*, como se le llama en inglés, es una semilla muy pequeña supernutritiva, la misma que se les da a los pajaritos, pero para consumo humano, no trates de usar el del periquito porque tiene la cáscara externa difícil de digerir. Este mijo se puede usar para reemplazar el arroz. Ambos tienen una preparación muy similar. También se puede usar en cereales para el desayuno, postres y cacerolas. Esta receta es la básica para hacer el mijo.

Ingredientes:

1 taza de semillas de mijo orgánico

2 tazas de agua

1 cucharadita de sal marina

1 cucharada de aceite de oliva (opcional)

Preparación:

Para que tenga más sabor y mejor textura se puede tostar el mijo en la cacerola, antes de agregar el agua, durante unos 5 minutos a fuego mediano o hasta que se vean dorados. Se le agrega entonces el agua y la sal y se lleva a un hervor, se tapa y cocina a fuego bajo durante otros 15 o 20 minutos. Se deja reposar fuera del fuego por 5 minutos más y se le separa con un tenedor para que quede suelto.

3. Arroz basmati

Este tipo de arroz es originario de la India, Bangladesh y Pakistán. Hoy en día lo venden en diferentes formas: blanco, integral, instantáneo y precocido. Pero de acuerdo con la medicina Ayurveda solo el blanco y el integral son los recomendados ya que los otros tienen menos nutrición.

El arroz basmati integral conserva la capa exterior de salvado porque no ha sido procesado y contiene veinte por ciento más de fibra que otros tipos de arroz integral.

Sin embargo, según Ayurveda, lo que debe tomarse en cuenta a la hora de escoger entre uno y otro es la digestión de quien lo consume; el integral es más difícil de digerir que el blanco, ambos son considerados como el mejor arroz que existe y forman parte de la dieta diaria recomendada por esta ancestral ciencia de la India.

Cuando se cocina el integral se lava al igual que el blanco, pero se debe cocinar por más tiempo, unos 40 minutos, hasta que el agua se seque, un total de 2 tazas. Con ambos no se recomienda destapar la olla muy a menudo mientras se está cocinando.

La siguiente receta es para el arroz basmati blanco.

Ingredientes:

1 taza de arroz basmati
1 ¾ tazas de agua
Sal marina al gusto

Preparación:

Se lava el arroz en un tazón grande cubriéndolo con agua y cambiándola unas 3 veces hasta que suelte todo el almidón y el agua salga clara. Luego se deja remojando por unos 20 minutos, se enjuaga y se pone a cocinar con la taza y ¾ de agua y sal.

Se lleva a un hervor, se tapa y se pone a fuego lento por unos 10 a 15 minutos más hasta que casi toda el agua se haya secado. Se pone a un lado de la hornilla y se deja descansar por 10 minutos. El arroz está listo cuando al apretar un grano entre los dedos se aplasta. Al final se le separa un poco con un tenedor. Los granos deben quedar sueltos y firmes, pero no duros.

4. Arroz de coliflor

El arroz de coliflor es un sustituto muy nutritivo del arroz blanco y se puede usar en casi todos los platos que requieren arroz o como acompañante, y hasta para hacer el sushi (ver receta en el capítulo 17). Es bajo en calorías y fácil de hacer.

Ingredientes:

> 1 coliflor grande orgánica, lavada y secada
>
> 4 cucharadas de aceite de oliva extra virgen
>
> Sal al gusto
>
> Comino al gusto o cualquier otra especia favorita
>
> 2 cucharadas de perejil picadito

Preparación:

Se cortan en pedazos grandes las flores de la coliflor con un poco de la parte más tierna de sus tallos, cualquier hoja verde que tenga; el centro de la coliflor y los tallos más gruesos y duros no se utilizan para hacer el arroz.

Se ponen en un procesador de alimentos utilizando el disco para rallar o pulsando varias veces. Se trituran hasta quedar del tamaño y textura parecidos a los granos de arroz.

Si no tienes procesador puedes usar un rallador de los que se usan para rallar el queso por el lado con los huecos más grandes. En ambos casos, al finalizar se pone la coliflor en un papel toalla para que absorba el exceso de humedad y no se ponga aguada a la hora de prepararla.

Este arroz de coliflor se puede saltear un poco para calentarlo o cocinar por más tiempo si así lo prefieres en una sartén con el aceite de oliva, la sal, el comino o cualquier especia favorita, y el perejil picadito.

5. **Pasta cruda de calabacín 16:8**

Esta es una pasta cruda deliciosa muy baja en calorías que se puede hacer con varias salsas al igual que se haría con una pasta regular. Se puede acompañar con tu salsa favorita, aquí encontrarás una de aguacate. En las recetas del capítulo anterior aparece otra salsa, pero con tomates y con menos calorías para las recetas del ayuno 5:2. Para hacer esta pasta hace falta un aparato llamado spiralizer que puedes encontrar en muchos de los lugares donde venden utensilios de cocina y es con lo que se le da la forma de espagueti.

Ingredientes para la pasta:

> 3 calabacines orgánicos frescos y firmes

2 cucharadas de semillas de cáñamo

1 cucharada de levadura nutricional

Ingredientes para la salsa de aguacate:

3 aguacates pequeños Hass (también se puede utilizar el aguacate regular)

3 dientes de ajo

1 cucharadita de sal céltica

4 hojas de albahaca fresca

4 cucharadas de aceite de oliva

Preparación:

Pasar los 3 calabacines lavados y secos por el spiralizer para que queden en forma de espagueti. Ponerlos ya cortados en un tazón.

Para preparar la salsa se ponen todos los ingredientes en un procesador de alimentos o en una licuadora, mezclando hasta que tengan una consistencia cremosa. Esta salsa de aguacate se le echa por encima a la pasta y se le espolvorea con las semillas de cáñamo y la levadura nutricional. Es un plato delicioso, simple y muy nutritivo.

6. Stir fry o salteado de vegetales

Ingredientes:

1 taza de brócoli picado grande, flor y tallo

1 taza de zanahoria rebanada a lo largo

1 cebolla rebanada diagonalmente

2 tallos de apio cortado en palitos delgados

1 calabacín cortado en palitos delgados

1 pimentón rojo o verde cortado en rebanadas delgadas

1 paquete de brotes o germinado de soya

4 cucharadas de aceite de oliva

½ cucharadita de sal del Himalaya o al gusto

¼ de taza de salsa tamari

Preparación:

En una sartén o un wok se calienta el aceite y se cocinan la zanahoria, el apio, la cebolla y los tallos del brócoli hasta que queden al dente. Se agregan las flores del brócoli, el calabacín, los frijolitos chinos, la sal y la salsa tamari. Se cocina todo por unos 10 minutos más, pero que queden crujientes.

Se puede servir con arroz basmati o quínoa.

7. Tempeh con vegetales stir fry

El tempeh es soya fermentada que viene en forma de bloque donde se pueden ver las semillas. Es una buena opción para sustituir la carne ya que es muy alto en proteína. Puede sustituir al tofu en la receta de la tocineta y el stir fry, y además se puede freír, hacer a la plancha o en guisos.

Ingredientes:

1 paquete de tempeh orgánico, Non-OMG o transgénico finamente rebanado
2 cebollas cortadas a lo largo
3 dientes de ajo picaditos
2 pimientos rojos cortados a lo largo
1 taza de vainitas frescas
Medio jalapeño picadito sin semillas
½ pulgada de raíz de jengibre fresca cortadita
¼ de taza de aceite de semillas de uva (*grapeseed oil*) o de coco
Sal marina al gusto
4 cucharadas de salsa tamari orgánica y Non-OMG o transgénico

Preparación:

Se pone a calentar el aceite en una sartén y se cocina el tempeh con la salsa tamari hasta dorar un poco.

Agregar las vainitas y cocinar 2 minutos.

Después añadir el resto de los ingredientes y cocinar hasta que se vean listos y las vainitas queden al dente, es decir un poco crujientes.

Se puede comer solo o acompañado con arroz basmati o quínoa.

8. Hongo portobello al ajillo

Ingredientes:

4 hongos portobello
1 cebolla rebanada
6 dientes de ajo

1 pimentón rojo o verde rebanado

3 cucharadas de aceite de oliva

1 cucharadita de sal del Himalaya

Pimienta al gusto

Preparación:

Se limpian bien los hongos sin dejar que les entre agua, se cortan en rebanadas a lo largo.

En una sartén se pone el aceite y se sofríen la cebolla, el ajo y el pimentón. Se agrega el hongo y se sazona con la sal y la pimienta.

9. Tocineta de tofu

Este es un plato ideal para las personas veganas que quieren sustituir los alimentos provenientes de animales a los cuales estaban acostumbrados. El tofu tostadito y aliñado a tu gusto puede darte la opción de reemplazar la proteína animal con un sabor muy similar.

Ingredientes:

1 bloque de tofu extrafirme de 450 gramos rebanado finamente (al tofu se le puede sacar parte del líquido que contiene como explico al comienzo de este capítulo), debe ser orgánico y Non-OMG o transgénico.

3 cucharadas de salsa tamari

4 dientes de ajo picaditos

1½ cucharadita de *liquid smoke* o líquido de sabor ahumado o

1½ cucharadita de paprika ahumada

¼ de taza de aceite de coco o de semillas de uva (*grapeseed oil*)

Preparación:

Se exprime el tofu con mucho cuidado, se rebana a lo largo finamente y se colocan las rebanadas en un recipiente de vidrio que sirva para marinar.

En un tazón pequeño se mezclan los demás ingredientes y se ponen sobre el tofu, se tapa y se deja marinando en la nevera varias horas o toda la noche para que absorba los sabores.

En una sartén caliente se pone el aceite y se sofríen las rebanadas a fuego mediano hasta que se pongan doradas, unos 5 minutos por cada lado. Se sacan y se colocan en papel absorbente para quitarles el exceso de aceite. También se pueden hornear si no se quiere utilizar mucho aceite, poniendo el tofu rebanado en una bandeja para hornear untada con un poquito de aceite.

El horno debe ser precalentado a 350 grados.

Hornear por unos 15 minutos o hasta que estén doradas y crujientes las rebanadas.

Esta tocineta de tofu se puede comer sola o en ensalada, con quínoa o vegetales, o en la comida preferida como acompañante. También se pueden hacer emparedados o sándwiches con ella. Lo ideal sería no usar pan para evitar exceso de calorías y el consumo de gluten, este se puede reemplazar por hojas de lechuga romana, agregándole tomate, cebolla y mostaza.

10. Sándwich de lechuga romana

Ingredientes:

8 hojas de lechuga romana lavadas, secas y crujientes
1 bloque de tofu preparado como tocineta (ver receta anterior)
1 tomate firme rebanado
1 pepino rebanado en mandolina
½ cebolla roja rebanada
Mostaza orgánica al gusto
4 cucharadas de aceite de oliva
Sal marina al gusto
Pimienta al gusto

Preparación:

Poner una hoja de lechuga romana en un plato, colocar 4 rebanadas de tocineta de tofu, ponerle encima un poco del pepino finamente rebanado, 2 rebanadas de tomate y un poco de la cebolla. Condimentar con sal, pimienta y rociar con un poco de aceite de oliva. Tapar y envolver con otra hoja de lechuga. Asegurar con un palillo.

11. Coles de Bruselas

Ingredientes:

1 libra de coles de Bruselas

¼ de taza de aceite de oliva
Sal y pimienta al gusto

Preparación:

Se lavan las coles de Bruselas, se les quita el tallo y se cortan a la mitad.

En una sartén caliente se echa el aceite y se colocan las coles de Bruselas con la parte del centro hacia abajo, se agrega la sal y la pimienta al gusto y se sofríen por 10 minutos, agregándole un poco más de aceite y las hojitas sueltas. Se mezcla todo muy bien, ¡y listo!

12. Lentejas

Las lentejas son parte fundamental de una dieta vegetariana o vegana por su alto contenido de proteína vegetal. Este plato lo puedes hacer también como sopa agregándole un poco más de agua y corrigiendo el sabor para que quede igual de delicioso, pero más líquido.

Ingredientes

½ paquete de lentejas
1 cucharadita de aceite de oliva
1 cucharadita de sal
½ cucharadita de comino
2 tazas de agua
½ cebolla picadita
½ taza de zanahoria picadita
½ taza de apio picadito
3 ramitas de cilantro

Preparación:

En una olla grande se pone el agua con la sal, se les agrega la cebolla, la zanahoria y el apio. Se cocina hasta que hierva y se baja a fuego lento hasta que ablande. Si se quiere hacer como sopa se cocina con al menos el doble de agua. Al finalizar se le pone el cilantro y se apaga.

13. Frijoles mung o mungo

Estos frijoles son poco conocidos, pero están cargados de nutrición, altos en fibra y minerales como el cobre, que es un poderoso aliado contra el envejecimiento.

Se pueden preparar igual que los otros frijoles, pero existen muchas maneras de hacerlo.

Ingredientes:

2 tazas de frijoles mung

2 dientes de ajo machacados y picaditos

1 cebolla picadita

1 taza de tomate picadito

3 cucharadas de aceite de oliva

5 tazas de agua

2 cucharaditas de sal o al gusto

½ cucharadita de comino

½ cucharadita de cúrcuma en polvo

1 cucharadita de raíz de jengibre fresca

2 hojas de col rizada picadas

Preparación:

En un colador grande se revisan bien los frijoles para asegurarse de que no tengan piedrecitas u otros objetos, luego se lavan.

En una sartén se calienta el aceite y se sofríe la cebolla hasta que se marchite. Se agrega el ajo, el tomate, las especias y la mitad de la sal.

En una olla grande se pone el agua y los frijoles mung. Se lleva a un hervor y se tapa cocinándolos a fuego lento con lo que queda de sal hasta que se suavicen pero que se mantengan firmes durante unos 15 minutos. Luego se le agrega el sofrito, se mezcla todo y se cocina por otros 10 minutos. Al final se ponen las hojas de col rizada.

14. Pimientos rellenos con quínoa y tofu

Ingredientes:

4 pimientos verdes del mismo tamaño

2 tazas de quínoa cocida

½ bloque de tofu firme

2 tomates picaditos

1 cebolla picadita

3 dientes de ajo machacados y picaditos

1 tallo de apio picadito

Medio pimentón rojo picadito
4 dientes de ajo machacados y picaditos
1 jalapeño sin semillas picadito
¼ de taza de perejil picadito
¼ de taza de cilantro picadito
3 cucharadas de aceite de oliva
2 cucharadas de salsa tamari
sal marina al gusto
pimienta al gusto

Preparación:

En una sartén se calienta el aceite de oliva y se agrega el tomate, la cebolla, el ajo y el jalapeño, y se cocinan por 5 minutos, luego se desmorona el tofu y se mezcla con los ingredientes en la sartén. Se cocina todo por 10 minutos y se le echa el perejil y el cilantro, la quínoa y la salsa tamari mezclando todo muy bien.

Mientras se cocina a fuego lento por unos minutos, se lavan los pimentones, se les corta el tope y se guardan. Con cuidado se sacan las semillas sin abrirlos ni romperlos hasta que queden vacíos, se prepara una mezcla de sal con aceite de oliva para frotar cada pimentón por dentro y por fuera para que queden un poco salados, luego se rellena cada uno con la mezcla del tofu y se le pone su propio tope.

Se van poniendo en una bandeja de vidrio de hornear, con ¼ de taza de agua y se hornean, tapados, por 40 minutos a 350 grados o hasta que los pimentones estén cocinados. Luego se descubren y se enciende el broiler del horno por unos 3 minutos o hasta que comiencen a verse un poco dorados.

15. Quínoa con vegetales

La preparación de la quínoa sola la encuentras al principio de estas recetas para el 16:8. Este plato con vegetales es una especie de cacerola que de por sí es una comida completa que no requiere de otro acompañante por su alto contenido de proteína y la nutrición que aportan los vegetales.

Ingredientes:

2 tazas de quínoa cocida
1 zanahoria cortada en cuadritos

1 taza de vainitas cortadas en trocitos

2 tallos de apio cortados en trocitos

1 cebolla cortada en trocitos

2 dientes de ajo machacados y picaditos

1 pimentón rojo cortado en trocitos

1 jalapeño sin semillas cortado en trocitos

¼ de taza de aceite de oliva extra virgen

1 cucharada de sal marina o al gusto

½ cucharadita de semillas de pimentón picante rojo

Preparación:

En una sartén se pone el aceite a calentar a fuego mediano, luego se agregan la cebolla, el ajo, las vainitas, la zanahoria y el apio. Se cocinan por unos 5 minutos y se agrega el resto de los ingredientes hasta que estén cocidos, pero al dente. Luego se pone la quínoa en la sartén y se mezcla con los vegetales hasta que esté caliente.

16. Calabacín relleno con tempeh

Ingredientes:

4 calabacines cortados a lo largo

1 paquete de tempeh desmenuzado en pedazos pequeños

1 tomate cortado en pedazos pequeños

1 pimentón rojo picadito

3 dientes de ajo

1 jalapeño sin semillas picadito

¼ de paquete de cilantro cortado

2 cucharadas de queso vegano (opcional)

3 cucharadas de aceite de oliva extra virgen

½ cucharadita de hojuelas de pimentón picante

1 cucharadita de comino

Sal marina al gusto

Pimienta al gusto

Preparación:

Vaciar los calabacines sacándoles todo con una cuchara y poner aparte. Frotarlos con un poco de aceite de oliva y sal.

En una sartén se pone el resto del aceite de oliva y se cocina el tempeh con el ajo, los tomates, el pimentón, el jalapeño, la mitad del cilantro y la parte que se le sacó a los calabacines picadita. Se condimenta con sal, pimienta, comino y las hojuelas de pimentón picante. Con esta mezcla se rellenan los calabacines y se colocan en una bandeja de hornear de vidrio, se les pone el queso vegano, se cubren y se meten al horno por 20 minutos a 350 grados. Luego se descubren y se enciende el broiler del horno por unos 3 minutos más hasta que comiencen a verse un poco dorados. Se sirven poniéndole más queso vegano y el resto del cilantro.

17. Brócoli al vapor con aceite de oliva y sal

Ingredientes:

1 paquete de brócoli
¼ de taza de aceite de oliva extra virgen
Sal marina al gusto
Pimienta al gusto

Preparación:

Se lava y corta el brócoli dejando solo las flores y la parte más tierna de los tallos. Dentro de una olla con muy poca agua se coloca una vaporera o rejilla para cocinar al vapor, se ponen primero los tallos cortados y sobre estos las flores del brócoli, se les agrega la sal, se tapa la olla y se lleva a un hervor, se cocinan por un máximo de 10 minutos, deben quedar al dente. Luego se sirven en un plato y se les agrega el aceite de oliva y la pimienta.

18. Cacerola de mijo con vegetales mixtos

Este es un plato completo que no necesita acompañante. Los vegetales pueden ser sustituidos o puedes agregarle tus favoritos.

Ingredientes:

1 taza de mijo
2 tazas de agua
1 cucharada de cubito vegetariano
½ cucharadita de sal
2 zanahorias cortadas en cuadritos

2 tallos de apio cortados en rebanadas

1 taza de pimentón rojo picadito

1 cebolla cortada en pedacitos

3 dientes de ajo machacados y picaditos

1 pulgada de raíz de jengibre cortada en pedacitos

1 cucharadita de cúrcuma en polvo

1 cucharadita de sal marina o al gusto

1 cucharadita de comino en polvo

4 cucharadas de aceite de oliva extra virgen

Preparación:

El mijo se puede tostar, antes de cocinar en el agua, en una sartén caliente. Es importante hacerlo no más de 5 minutos hasta que dore, pero con cuidado de no quemarlo.

En una olla se pone el agua, el cubito vegetariano y la sal al gusto, se agrega el mijo y se lleva a un hervor, al hervir se tapa y se le baja el fuego y se pone a reposar a un lado unos 15 minutos.

En una sartén se pone a calentar la mitad del aceite y se saltean los vegetales hasta que estén al dente. Se condimentan con la sal, la cúrcuma y el comino.

Se agrega el mijo mezclando todo muy bien. Se reduce el calor de la hornilla y se sigue cocinando por unos 10 minutos más.

19. Ensalada básica

Ingredientes:

2 tazas de lechugas varias y hojas verdes orgánicas y prelavadas

1 tomate cortado en rodajas

1 zanahoria rallada

¼ de cebolla roja picadita

1 pepino pelado, si no es orgánico, y rebanado en una mandolina en rodajas finas

Varios rábanos rebanados

1 pedazo de raíz de daikon rebanada finamente en una mandolina

¼ de taza de aceite de oliva extra virgen

1 cucharada de vinagre de sidra de manzana

Sal marina al gusto

Pimienta al gusto

Preparación:

En una ensaladera se ponen las lechugas y se les agregan todos los ingredientes. Se adereza con el aceite de oliva extra virgen, la sal marina, el vinagre de sidra de manzana y la pimienta.

20. Ensalada de remolacha (betabel) con cebolla

Ingredientes:

2 remolachas medianas
½ cebolla
3 cucharadas de aceite de oliva extra virgen
Sal al gusto
Pimienta al gusto

Preparación:

Se lavan las remolachas y se cocinan en agua con un poco de sal hasta que ablanden. Se les deja enfriar y se les quita la cáscara fina que tienen con un cuchillo. Se cortan en rodajas finas.

La cebolla se pela y corta en rodajas muy finas

Se ponen ambas en un tazón, se aderezan con la sal, el aceite y un poco de pimienta. Se guarda en la nevera por lo menos una hora.

20. Ensalada de col rizada con garbanzos

Ingredientes

Un paquete de col rizada
½ lata de garbanzos orgánicos sin BPA
½ pepino pelado, si no es orgánico, rebanado en mandolina
½ cebolla rebanada en mandolina
1 tomate picadito en trozos medianos
½ jalapeño sin semillas cortado en trocitos
¼ taza de aceite de oliva extra virgen
1 cucharadita de sal para masajear la col rizada
Sal al gusto

Preparación:

A la col se le quitan los tallos gruesos (estos se pueden guardar para hacer un jugo verde).

Se lavan las hojas muy bien y luego se secan en una secadora de ensaladas (*salad spinner*) o con papel toalla. Se corta en pedazos fáciles de comer y se coloca en una ensaladera. Se agrega la cucharadita de sal y se masajea la col rizada hasta que esté más suave, pero con cuidado de no marchitarla. Se le mezclan los demás ingredientes.

21. Ensalada de tabule con quínoa

Esta es una versión de la ensalada de tabule que se hace con trigo, pero en su lugar usamos quínoa cocida, cuya receta está en páginas anteriores.

Ingredientes:

2 paquetes de perejil lavados, secados y picados finamente sin el tallo
Jugo de 2 limones verdes
½ cebolla picadita
2 tomates firmes picaditos y sin semillas
1 pepino mediano pelado, si no es orgánico, y cortado en pedacitos y sin semillas
1 cucharadita de sal del Himalaya
3 cucharada de aceite de oliva extra virgen
½ taza de quínoa cocida y fría

Preparación:

En un tazón pequeño se mezclan la sal y el jugo de limón hasta que la sal se disuelva, luego se coloca el perejil en una ensaladera y se le agrega este jugo de limón con sal, también el aceite, la cebolla, el pepino y el tomate. Finalmente, se le agrega la media taza de quínoa y se mezcla muy bien todo.

22. Ensalada de colores

La idea con esta ensalada es que al servirla se vea como un arcoíris lleno de colores. Ya sabemos que mientras más colorido sea el plato, más nutritivo y lleno de antioxidantes es. Por eso, te invito a que le agregues tus propios colores a esta ensalada y la llenes aún más de vida y salud.

Ingredientes:

1 lechuga romana
1 remolacha (betabel) cruda

2 zanahorias

1 tomate pequeño

½ pepino

1 pimentón amarillo

½ paquete pequeño de hongos blancos lavados y secos

½ cebolla roja

¼ de taza de aceite de oliva extra virgen

1 diente de ajo machacado y picadito

1 cucharadita de sal marina o al gusto

El jugo de un limón amarillo

Preparación:

Se lava y seca la lechuga romana y se corta en pedazos fáciles de comer. Se ralla la remolacha cruda, con cuidado de no manchar los demás ingredientes de rojo. Se rallan las zanahorias. Se corta el tomate y el pepino pelado en cuadritos. Se rebana el pimentón amarillo a lo largo y se rebanan los hongos.

Se cubre un plato grande de servir con la lechuga y sobre ella se colocan, uno al lado del otro, los diferentes ingredientes sin mezclarlos, de manera que se noten los diferentes colores.

Se prepara en una taza el aderezo, mezclando el jugo de limón con el ajo y la sal, se le agrega poco a poco el aceite batiéndolo para que emulsione, y se le echa por encima a los ingredientes.

CAPÍTULO 19

Recetas para controlar el hambre

«Demasiados platos causan muchas enfermedades».

BENJAMÍN FRANKLIN[1]

A continuación, encontrarás varias opciones de bebidas que puedes consumir sin temor a romper el ayuno y que te van a ayudar a controlar el hambre o cuando estés atravesando algún momento difícil de ansiedad. Lo bueno es que son recetas nutritivas que además de quitarte el hambre te van a aportar beneficios para la salud.

1. La yerba mate

    Esta infusión se ha utilizado por años en muchas partes del mundo y es considerada la bebida predilecta en algunas culturas latinoamericanas. Sin embargo, sus propiedades y beneficios son conocidos por pocas personas. Tiene más antioxidantes que el té verde, lo que previene la oxidación y el envejecimiento celular. Contiene aminoácidos, vitaminas y minerales. Sus defensores aseguran que ayuda con una serie de condiciones como la depresión, fatiga, el insomnio y estrés, además de ser una gran aliada para la pérdida de peso puesto que produce sensación de llenura.

    Su preparación requiere de cierto ritual, además de una bombilla y un mate.

Ingredientes:

Yerba mate

Bombilla

Termo para el agua caliente

Mate

Agua a punto de ebullición

Preparación:

Se calienta el agua hasta llegar al punto de ebullición, pero sin hervir y se coloca en un termo para que se mantenga caliente.

Se llena con la hierba ¾ partes del recipiente o taza llamado mate. Se tapa con la mano, se invierte y se sacude para que el polvo más fino que trae la hierba se quede en la superficie. Al voltearlo de vuelta a su posición normal hay que asegurarse de que la hierba quede a un costado del mate dejando un espacio libre. Allí se vierte un poco del agua caliente y se deja que la hierba la absorba por unos minutos. Luego se le pone un poco más y se mete la bombilla hasta el fondo por el lado casi vacío del mate, se le agrega más agua poco a poco sin mojar toda la hierba y se comienza a beber con cuidado para no quemarse. Algunas personas no se beben el primer sorbo y lo escupen porque podría aún tener algo del polvo que se trató de eliminar al sacudirlo.

De esta forma se sigue rellenando con el agua a medida que se va bebiendo.

Quienes no tienen el tiempo y la paciencia pueden comprar mate cocido que es la misma hierba, pero en bolsitas de té, el cual se prepara de la misma forma que se hace cualquier otro té con agua caliente.

A ambos se les puede poner unas gotitas de stevia, yo prefiero beberlo sin dulce.

2. Café bulletproof

Este café está muy de moda y es muy popular entre quienes hacen el ayuno intermitente o siguen la dieta cetogénica. En realidad es un café con la grasa de la mantequilla y un aceite llamado MCT, que son triglicéridos de cadena media, un tipo especial de grasa que se obtiene del aceite de coco y de almendra de palma. Sin embargo, muchas personas usan solamente aceite de coco puro orgánico y sin refinar, como lo haremos aquí, y por supuesto que obviando la mantequilla.

El alto contenido de grasa de este café hace que la persona se sienta satisfecha por más tiempo, y al no tener carbohidratos, no provoca un alza de los niveles de insulina que rompa el ayuno. Se recomienda tomar una taza en la mañana antes de romper el ayuno al mediodía.

Ingredientes:

4 tazas de café
2 cucharadas de aceite de coco
Stevia al gusto

Preparación:

Se prepara el café de forma regular al gusto de cada persona. Luego se echa en una licuadora y se le pone el aceite de coco y la stevia. Se licúa por unos 30 segundos o hasta que se vea cremoso ¡y listo!

3. Agua con limón

Tomar un vaso de agua con limón en ayunas es una de las mejores formas de comenzar el día. En primer lugar porque el cuerpo necesita hidratación después de haber pasado la noche sin ingerir líquidos y, además, porque el limón tiene propiedades que benefician la salud; entre otras ventajas, tomar agua con limón mejora la digestión, combate el estreñimiento, elimina toxinas, mejora la piel y alcaliniza el organismo, lo que podría ayudar a prevenir enfermedades.

El agua es un gran aliado para calmar el hambre porque produce sensación de llenura, también sucede que se pueden confundir las señales de sed con las de hambre y la persona tiende a comer cuando lo que necesita es tomar más agua para que la sensación de hambre desaparezca.

Al agregarle el jugo de limón, los beneficios de tomar agua se multiplican.

La recomendación es tomar medio limón en 12 onzas de agua para quienes pesan menos de 150 libras, y un limón completo para quienes pesan más de eso.

Es importante comenzar poco a poco e ir aumentando la cantidad de limón para evitar sufrir síntomas de desintoxicación como dolor de cabeza y cansancio.

También es buena idea tomar un vaso de agua media hora antes de comer, esto ayuda a calmar el hambre y comer menos cantidad de alimentos.

Si el agua con limón se va a tomar más de una vez al día es importante usar un pitillo para proteger el esmalte de los dientes.

4. La Flor de Jamaica

Esta flor tiene muchas propiedades beneficiosas para la salud. Rica en vitamina C, ayuda a reducir la inflamación, es un calmante y un diurético natural. Además, ayuda con la salud del corazón, la digestión y a controlar los niveles de colesterol, así como con la disminución de la grasa abdominal y la pérdida de peso.

Se puede preparar como un té calientito para calmar el apetito y la ansiedad cuando se está ayunando, agregándole unas gotitas de stevia, pero también se puede tomar frío, con hielo, para los días más calurosos ya que el agua de Flor de Jamaica puede ser muy hidratante, nutritiva y refrescante.

Ingredientes:

2 cucharadas de flores de Jamaica secas
1 litro de agua
Stevia al gusto
Hielo (opcional)

Preparación:

Se hierve el agua y se le agregan los pétalos secos, se cocinan durante 5 minutos o hasta que el color del agua se torne rojo.

Se cuela, se deja enfriar y luego se le agrega la stevia y el hielo.

5. Té verde

Una taza de té verde caliente no solo ayuda a controlar el apetito, sino que puede aportar grandes beneficios para la salud. Este té verde es considerado como la bebida antienvejecimiento por excelencia gracias a su alto contenido de antioxidantes. Tomarlo regularmente puede disminuir el riesgo de desarrollar enfermedades del corazón y Alzheimer, reducir los niveles del colesterol, la presión san-guínea y la inflamación.

Además, puede ayudar a disminuir el apetito, lo que contribuye con la pérdida de peso.

6. La chía fresca

Entre los pocos alimentos que se pueden consumir para calmar el hambre durante el ayuno intermitente están las semillas de chía. Son ricas en antioxidantes y una rica fuente de omega-3, proteínas, vitaminas y minerales.

La chía es alta en fibra, solo 2 cucharadas tienen 10 gramos, ade-más absorbe el líquido y aumenta su tamaño, ambas cosas ayudan a reducir el apetito manteniendo la sensación de llenura por más tiempo, lo que podría beneficiar la pérdida de peso. Aunque técnica-mente podrían romper el ayuno es un efecto tan leve que no elimina los beneficios de este.

Se puede consumir agregándola a cualquier alimento o se puede hacer la popular bebida chía fresca.

Ingredientes:
2 cucharadas de semillas de chía o al gusto
16 onzas de agua
El jugo de 1 limón
Stevia al gusto

Preparación:
Se ponen las semillas en el agua revolviendo continuamente para eliminar los cúmulos de la semilla. Se le agrega el jugo de limón y la stevia para endulzar.

8. Sopa de miso

Media taza de sopa de miso puede ayudar a controlar el hambre. Es muy fácil de preparar y hasta se puede hacer en la oficina. Solo necesitas la pasta de miso que venden en las tiendas de productos naturales y seguir las instrucciones del paquete que, por lo gene-ral, es agregar el miso a agua bien caliente hasta que se disuelva, y eso es todo. También la puedes comprar en sobre y agregar agua caliente.

9. Caldo básico

Tomar 1 tacita estilo consomé solo para calmar el apetito con algo salado, caliente y reconfortante puede ser una buena idea en momentos de ansiedad. Solo sigue la receta de este caldo que se encuentra entre las del ayuno 5:2, sacándole todos los vegetales y sólidos, bebiendo solamente el caldo.

CAPÍTULO 20

Tu propio plan 5:2

Para que comiences con buen pie, a continuación encontrarás las páginas para tus primeros días con el ayuno intermitente 5:2. Tienen los siete días de la semana y no solamente los dos del ayuno, por dos razones: primera, para que te des cuenta de cuántos alimentos y de qué clase comes normalmente durante la semana, y segunda, porque tengo la esperanza de que este diario te ayude a comenzar a cambiar tu alimentación después de haber leído los capítulos anteriores. Aquí podrás escribir lo que comiste en cada comida, tus bebidas, y aprovechar para hacer algo que es muy importante: escribir tus impresiones y emociones de cada día. La idea es que comiences a hacer un cambio de vida y puedas escribir sobre el proceso. Esto te ayudará a crear la costumbre de escribir un diario todos los días, que es una forma de expresarte y sacar de ti las cosas buenas y no tan buenas que estés viviendo, y poder, con el tiempo, volver y leer lo escrito para valorar si han ocurrido cambios importantes en tu vida, entonces, si no han ocurrido, podrás hacer los ajustes necesarios para que se den esas transformaciones que tanto deseas conquistar.

Escribir tu diario es un buen ejercicio que te ayudará no solo con el ayuno intermitente, sino con tu vida en general, por eso te invito a que comiences, ya sea con este o en tu propia libreta, y plasmes tus pensamientos y emociones en el papel.

Además, teniendo siete días en vez de dos en este plan, te permitirá agregar un día extra de ayuno si decides hacer 4:3 en lugar de 5:2, esto lo puedes hacer si en algún momento te estancas y no sigues perdiendo peso o simplemente porque quieres perderlo más rápido. Pero también, si por el contrario ya llegaste a tu peso ideal o estás perdiendo demasiado peso, recuerda que puedes reducir el número de días de ayuno y hacer uno solo a la semana, podrás entonces hacer el 6:1 y ver lo que comes el resto de la semana para tener de esta forma una idea más clara de tu alimentación general. Te sorprenderá ver cuán inconsciente se puede ser a veces al comer; muchas personas entran en una especie de trance y solo se dan cuenta de la cantidad de alimentos que ingirieron después de haberlo hecho, cuando ya es muy tarde.

Manos a la obra y cree en ti porque sí lo vas lograr.

DÍA 1

Desayuno

....

....

Almuerzo

....

....

Cena

....

....

Bebidas

....

....

Merienda

....

....

¿Cómo me sentí?

....

....

....

....

....

....

....

DÍA 2: *AYUNO*

Desayuno   Calorías:

....

Cena   Calorías:

....

Bebidas   Calorías:

....

Merienda   Calorías:

....

                                    Total de calorías:

¿Cómo me sentí?

....

....

DÍA 3

Desayuno

....

....

Almuerzo

....

....

Cena

....

....

Bebidas

....

....

Merienda

....

....

¿Cómo me sentí?

....

....

DÍA 4: AYUNO

Desayuno   Calorías:
....
....

Cena   Calorías:
....
....

Bebidas   Calorías:
....
....

Merienda   Calorías:
....
....

                                        Total de calorías:

¿Cómo me sentí?
....
....

DÍA 5

Desayuno
....
....

Almuerzo
....
....

Cena
....
....

Bebidas
....
....

Merienda
....
....

¿Cómo me sentí?
....
....

DÍA 6

Desayuno

....

....

Almuerzo

....

....

Cena

....

....

Bebidas

....

....

Merienda

....

....

¿Cómo me sentí?

....

....

DÍA 7

Desayuno

....

....

Almuerzo

....

....

Cena

....

....

Bebidas

....

....

Merienda

....

....

¿Cómo me sentí?

....

....

CAPÍTULO 21

Tu propio plan 16:8

Si decidiste comenzar a hacer tu propio ayuno intermitente con el 16:8, utiliza esta guía de siete días a continuación para que te sea más fácil el comienzo. Lo puedes ajustar en cuanto a las horas, es decir en lugar de 16:8 puedes hacer 15:9 o 14:10. Recuerda que el ayuno intermitente es un método de alimentación muy flexible que debes adaptar a tus necesidades. Por eso te pongo comida 1 y comida 2, para que tú decidas si será desayuno y almuerzo o almuerzo y cena. Anota tus bebidas y las meriendas, de esta forma podrás ver qué estás comiendo y bebiendo, la calidad de los productos y si es necesario ajustar un poco las cantidades, sobre todo si estás consumiendo muchas calorías vacías que no te ayuden a perder peso. Coloca la fecha y el peso al principio para que te lleves una idea si has rebajado. Y no olvides escribir cómo te sentiste cada día, ya que eso te ayuda a expresar tus sentimientos, y al igual que dije en el capítulo anterior, escribir un diario es un ejercicio que va a ayudarte a desahogar las cosas negativas, y escribir tus ideas y pensamientos. Por eso te recomiendo que compres tu libreta y comiences, después de la primera semana, a escribir en ella todos los días lo primero que te venga a la mente, y no olvides revisar lo que has escrito de vez en cuando para que puedas observar los cambios que has dado en tu vida.

Mucha suerte con tu ayuno intermitente y a ¡echarle ganas!

DÍA 1

FECHA: _____ PESO: _____

Comida 1

....

....

Comida 2

....

....

Bebidas

....

....

Horas sin comer

....

¿Cómo me sentí?

....

....

DÍA 2

FECHA: _____ PESO: _____

Comida 1

....

....

Comida 2

....

....

Bebidas

....

....

Horas sin comer

....

¿Cómo me sentí?

....

....

DÍA 3

FECHA: [____]   PESO: [____]

Comida 1

....

....

Comida 2

....

....

Bebidas

....

....

Horas sin comer

....

¿Cómo me sentí?

....

....

DÍA 4

FECHA: [____]   PESO: [____]

Comida 1

....

....

Comida 2

....

....

Bebidas

....

....

Horas sin comer

....

¿Cómo me sentí?

....

....

DÍA 5

FECHA: [ ]   PESO: [ ]

Comida 1

....

....

Comida 2

....

....

Bebidas

....

....

Horas sin comer

....

¿Cómo me sentí?

....

....

DÍA 6

FECHA: [ ]   PESO: [ ]

Comida 1

....

....

Comida 2

....

....

Bebidas

....

....

Horas sin comer

....

¿Cómo me sentí?

....

....

DÍA 7

FECHA: ▓▓▓▓▓▓   PESO: ▓▓▓▓▓▓▓▓▓

Comida 1

....

....

Comida 2

....

....

Bebidas

....

....

Horas sin comer

....

¿Cómo me sentí?

....

....

CONCLUSIONES

Pareciera que estuviéramos esperando la píldora mágica que solucione todos nuestros problemas de forma fácil, rápida y sin dolor. Sin embargo, a pesar de que soñamos con el día en que solamente con tragarnos una pastilla podamos resolver todos nuestros problemas, sabemos que esa píldora mágica no existe.

Lo que sí existe es la posibilidad de hacer magia con nuestras acciones. Todos tenemos en nuestras manos las posibilidades de construir una vida mejor. Pero para eso es necesario despertar de una vez por todas y dejar de esperar esas soluciones que no llegarán de afuera porque están en tus manos. Es hora de comenzar a dar los pasos que sean necesarios y hacer esos cambios, que por difíciles y dolorosos que parezcan, ofrecen la posibilidad de una vida plena, una vejez sana y, por qué no, una muerte en paz y con la tranquilidad de haber vivido bien.

Y aunque la vida será siempre una caja de sorpresas y no sabemos lo que nos espera, debemos hacer nuestra parte, que es lo único que podemos controlar.

Es el momento de detenernos, hacer una pausa y comenzar a vivir dejando de morir en el intento, es hora de darnos cuenta de que en lugar de comer para vivir estamos comiendo para morir. Llegó la hora de tomar las riendas de nuestra vida, sentarnos en el asiento del conductor y cambiar el rumbo.

Si has llegado a esta página del libro, no tengo ninguna duda de que más allá de querer perder peso, quieres conducir tu vida hacia un cambio verdadero, en el cual la salud, energía y alegría de vivir estén presentes hasta el último de tus días. Esa transformación es posible y está en tus manos, pero la decisión es tuya. Sí se puede.

NOTAS

Introducción

1. Dicho popular.

2. Michael VanDerschelden, *The Scientific Approach to Intermittent Fasting* (Las Vegas: Victory Belt Publishing Inc., 2016), pp. 12–13.

3. Jason Fung, *The Obesity Code* (Vancouver, Canadá: Greystone Books Ltd., 2016), pp. 131–132 [*El código de la obesid*ad (Málaga, España: Sirio Pub, 2017)].

4. Paul C. Bragg y Patricia Bragg, *The Miracle of Fasting* (Santa Bárbara, CA: Health Science, 2017), p. 53.

5. «Des», Diccionario de la Lengua Española, http://www.rae.es/.

6. «Ayuno», Diccionario de la Lengua Española, http://www.rae.es/.

Capítulo 1. ¿Después del detox qué?

1. Mark Twain, citado en Jason Fung, *The Complete Guide to Fasting* (Canadá: Victory Belt Publishing Inc., 2016), p. 67.

2. Consulta https://www.sciencedaily.com/releases/2016/04/160407111828.htm.

3. Mark Hyman, *Eat Fat, Get Thin* (New York, N. Y.: Little, Brown and Company, 2016), p. 4 [*Come grasa y adelgaza* (Miami, Fl: Penguin Random House Grupo Editorial USA, LLC., 2016)].

Capítulo 2. Nuestra obsesión con la comida

1. Inscripción en pirámide egipcia, 3800 a.c.

2. Consulta https://www.cdc.gov/obesity/data/adult.html.

3. Consulta https://doi.org/10.1017/S0007114509992984.

4. Michael Mosley y Mimi Spencer, *The Fast Diet* (Nueva York, NY: Atria Paperback, 2014), p. 13 [*La dieta fastdiet* (Nueva York, NY: Atria Español, 2013)].

5. Ibíd., p. 87.

6. Gabriel Cousens, *Conscious Eating* (Berkeley, CA.: North Atlantic Books, 2000), pp. 232–233 [*Alimentación consciente* (Antroposófica, 2011)].

7. Ibíd., pp. 529–531.

8. «Origins and evolution of the western diet: health implications for the 21st century», The American Journal of Clinical Nutrition, http://ajcn.nutrition.org/content/8½/341.full.

9. «Fast-food consumption and obesity among Michigan adults», *Prev Chronic Dis*, 8(4), julio 2011,https://www.ncbi.nlm.nih.gov/pmc/articles/PMC3136980/.

10. «Modern diet and its impact on human health», Journal of Nutrition&Food Sciences, https://www.omicsonline.org/open-access/modern-diet-and-its-impact-on-human-health-2155-9600-1000430.php?aid=63494.

11. «Nutritional update for physicians: Plant-based diets», *Perm J.*, 17(2) (primavera, 2013): pp. 61–66, https://www.ncbi.nlm.nih.gov/pmc/articles/PMC3662288/.

Capítulo 3. ¿Qué es el ayuno?

1. Moses Maimonides, citado en Gabriel Cousens, *Conscious Eating* (Berkeley, CA.: North Atlantic Books, 2000), p. 530 [*Alimentación consciente* (Antroposófica, 2011)].

2. Herbert M. Shelton, *The Hygienic* System, Vol. III (San Antonio, Tx: Dr. Shelton's Health School, 1953).

3. Elson M. Haas, *The New Detox Diet* (Berkeley, CA: Celestial Arts, 2004), p. 49.

4. Joel Fuhrman, *Fasting and Eating for Health* (Nueva York, NY: St. Martin's Press, 1995), p. 17.

5. Consulta http://blogs.plos.org/obesitypanacea/2011/05/13/the-science-of-starvation-how-long-can-humans-survive-without-food-or-water/.

6. Fuhrman, *Fasting and Eating*, p. 7.

7. Ibíd., p. 10.

Capítulo 4. Beneficios del ayuno

1. Gabriel Cousens, *Conscious Eating* (Berkeley, CA.: North Atlantic Books, 2000), p. 180 [*Alimentación consciente* (Antroposófica, 2011)].

2. Joel Fuhrman, *Fasting and Eating for Health* (Nueva York, NY: St. Martin's Press, 1995), pp. 15, 24–25, 111.

3. «Origins and evolution of the western diet: health implications for the 21st century», The American Journal of Clinical Nutrition, http://ajcn.nutrition.org/content/8½/341.full.

4. Michael Mosley y Mimi Spencer, *The Fast Diet* (Nueva York, NY: Atria Paperback, 2014), pp. 2–3 [*La dieta fastdiet* (Nueva York, NY: Atria Español, 2013)].

5. Jason Fung, *The Complete Guide to Fasting* (Canadá: Victory Belt Publishing Inc., 2016), p. 139.

6. Jonathan Bailor, *The Calorie Myth* (Nueva York, NY: HarperCollins Publishers, 2014), pp. 15–21 [*El mito de las calorías* (Barcelona: Paidós, 2014)].

7. Fung, *The Complete Guide*, pp. 107, 112.

8. Ibíd., pp. 7, 109.

9. «Role of Intermittent Fasting on Improving Health and Reducing Diseases», *Int J Health Sci* 8(3) (julio 2014): pp. V–VI, https://www.ncbi.nlm.nih.gov/pmc/articles/PMC4257368/.

10. «Abdominal fat and what to do about it», Harvard Health Publising, septiembre 2005, http://www.health.harvard.edu/staying-healthy/abdominal-fat-and-what-to-do-about-it.

11. David Perlmutter, *Grain Brain* (Nueva York, NY: Little, Brown and Company, 2013), pp. 135, 181–186, 217, 229 [*Cerebro de pan* (México, DF: Grijalbo: Penguin Random House, 2014)].

12. Michael VanDerschelden, *The Scientific Approach to Intermittent Fasting* (Las Vegas: Victory Belt Publishing Inc., 2016), pp. 56–62.

13. Consulta https://intensivedietarymanagement.com/fasting-and-growth-hormone-physiology-part-3/.

14. Consulta http://fitness.mercola.com/sites/fitness/archive/2016/04/29/peak-fasting.aspx.

15. Consulta http://espanol.mercola.com/boletin-de-salud/resistencia-a-la-leptina.aspx.

16. VanDerschelden, *The Scientific Approach*, pp. 70–71.

17. Fung, *The Complete Guide*, pp. 151–152.

18. Mosley y Spencer, *The Fast Diet*, p. 21.

19. Consulta http://ejercicios.mercola.com/sitios/ejercicios/archivo/2015/05/29/ayuno-intermitente-para-bajar-de-peso.asp.

Capítulo 5. Tipos de ayuno

1. Paul Bragg, citado en Gabriel Cousens, *Conscious Eating* (Berkeley, CA.: North Atlantic Books, 2000), p. 231 [*Alimentación consciente* (Antroposófica, 2011)].

2. Gabriel Cousens, *Spiritual Nutrition* (Berkeley, CA: North Atlantic Books, 1986, 2005), p. 350 [*Nutrición espiritual* (Antroposófica, 2011)].

3. Jason Fung, *The Complete Guide to Fasting* (Canada: Victory Belt Publishing Inc., 2016), p. 195.

4. Cecilia Ramírez Harris, *El diario de mi detox* (Nashville, TN: HarperCollins Español, 2016), pp. 46, 47 y 53.

5. Cousens, *Conscious Eating*, pp. 231–233.

6. Paul C. Bragg y Patricia Bragg, *The Miracle of Fasting* (Santa Bárbara, CA: Health Science, 2017), p. 11.

7. Michael Mosley y Mimi Spencer, *The Fast Diet* (Nueva York, NY: Atria Paperback, 2014), p. 30 [*La dieta fastdiet* (Nueva York, NY: Atria Español, 2013)].

8. Consulta thttps://health.gov/dietaryguidelines/2015/guidelines/appendix-2/

9. Fung, *The Complete Guide*, pp. 215 y 204.

10. Ori Hofmekler, *The Warrior Diet* (Berkeley CA: North Atlantic Books, 2007), p. xxix.

11. Michael VanDerschelden, *The Scientific Approach to Intermittent Fasting* (Las Vegas: Victory Belt Publishing Inc., 2016), p. 240.

12. Consulta http://www.cell.com/cell-metabolism/pdfExtended/S1550-4131(15)00224-7.

13. Mosley y Spencer, *The Fast Diet*, pp. 58, 73.

14. Consulta http://articles.mercola.com/ketogenic-diet.aspx.

15. Joel Fuhrman, *The End of Dieting* (Nueva York, NY: HarperCollins Publishers, 2014), p. 75.

16. Consulta https://nutritionfacts.org/video/what-causes-insulin-resistance/.

Capítulo 6. El ayuno y las mujeres

1. Paracelsus, citado en Paul C. Bragg y Patricia Bragg, *The Miracle of Fasting* (Santa Bárbara, CA: Health Science, 2017), p. 47.

2. Consulta https://breakingmuscle.com/fuel/a-womans-guide-to-intermittent-fasting.

3. Consulta http://www.precisionnutrition.com/intermittent-fasting-women.

4. «Intermittent fasting dietary restriction regimen negatively influences reproduction in young rats: a study of hypothalamo-hypophysial-gonadal axis», *https://www.ncbi.nlm.nih.gov/pubmed/23382817*

5. «The effect of intermittent energy and carbohydrate restriction v. daily energy restriction on weight loss and metabolic disease risk markers in overweight women», https://www.ncbi.nlm.nih.gov/pubmed/23591120.

6. «Sex-dependent metabolic, neuroendocrine, and cognitive responses to dietary energy restriction and excess», https://www.ncbi.nlm.nih.gov/pubmed/17569758.

7. Consulta https://www.ncbi.nlm.nih.gov/pmc/articles/PMC3558496/.

8. Consulta http://journals.plos.org/plosone/article?id=10.1371/journal.pone.0002398.

9. Consulta https://www.ncbi.nlm.nih.gov/pmc/articles/PMC3200169/?tool=pubmed.

10. Consulta https://draxe.com/intermittent-fasting-women/.

11. Andrea Page, Fasting Summit 2017.

12. Jason Fung, *The Complete Guide to Fasting* (Canadá: Victory Belt Publishing Inc., 2016), pp. 186–189.

13. Michael Mosley y Mimi Spencer, *The Fast Diet* (Nueva York, NY: Atria Paperback, 2014), p. 137. [*La dieta fastdiet* (Nueva York, NY: Atria Español, 2013)].

14. Consulta https://www.ncbi.nlm.nih.gov/pubmed/23591120.

15. Consulta http://www.manchester.ac.uk/discover/news/academics-launch-new-clinically-approved-diet/.

Capítulo 7. Mitos sobre el ayuno intermitente

1. Benjamín Franklin, citado en Jason Fung, *The Complete Guide to Fasting* (Canadá: Victory Belt Publishing Inc., 2016), p. 67.

2. Consulta http://www.leangains.com/2010/10/top-ten-fasting-myths-debunked.html.

3. Consulta https://www.ncbi.nlm.nih.gov/pubmed/12897044.

4. Consulta http://ajcn.nutrition.org/content/early/2014/06/04/ajcn.114.089573.abstract.

5. Consulta http://fitness.mercola.com/sites/fitness/archive/2014/06/20/eating-breakfast-intermittent-fasting.aspx.

6. Joel Fuhrman, *Fasting and Eating for Health* (Nueva York, NY: St. Martin's Press, 1995), pp. 12, 197.

7. Consulta https://www.ncbi.nlm.nih.gov/pubmed/19793855.

8. Fung, *The Complete Guide*, p. 76.

9. Ibíd., p. 80.

10. Ibíd., p. 49.

11. Ibíd., pp. 79, 242.

Capítulo 8. Preguntas más comunes sobre el ayuno

INTERMITENTE

1. Plutarco, citado en Jason Fung, *The Complete Guide to Fasting* (Canadá: Victory Belt Publishing Inc., 2016), p. 66.

2. Fung, *The Complete Guide*, p. 125.

Capítulo 9. El ayuno 5:2

1. Paul C. Bragg y Patricia Bragg, *The Miracle of Fasting* (Santa Bárbara, CA: Health Science, 2017), p. 225.

2. Michael Mosley y Mimi Spencer, *The Fast Diet* (Nueva York, NY: Atria Paperback, 2014), pp. 58, 73 [*La dieta fastdiet* (Nueva York, NY: Atria Español, 2013)].

Capítulo 10. El ayuno 16:8

1. Otto Buchinger, citado en Paul C. Bragg y Patricia Bragg, *The Miracle of Fasting* (Santa Bárbara, CA: Health Science, 2017), p. 43.

2. Consulta http://fitness.mercola.com/sites/fitness/archive/2013/06/28/intermittent-fasting-health-b.

3. Jason Fung, *The Complete Guide to Fasting* (Canadá: Victory Belt Publishing Inc., 2016), p. 125.

Capítulo 11. Los ejercicios y el ayuno

1. Hipócrates, citado en Paul C. Bragg y Patricia Bragg, *The Miracle of Fasting* (Santa Bárbara, CA: Health Science, 2017), p. 188.

2. Jason Fung, *The Complete Guide to Fasting* (Canadá: Victory Belt Publishing Inc., 2016), p. 244.

3. Consultar https://fitness.mercola.com/sites/fitness/archive/2012/08/24/intermittent-fasting.aspx.

4. Consultar https://chriskresser.com/why-you-may-need-to-exercise-less/.

5. Michael Mosley y Peta Bee, *Fast Exercise* (Nueva York, NY: Atria Paperback, 2013), p. 16.

6. Ibíd., p. 53.

7. Michael Mosley y Mimi Spencer, *The Fast Diet* (Nueva York, NY: Atria Paperback, 2014), p. 72 [*La dieta fastdiet* (Nueva York, NY: Atria Español, 2013)].

Capítulo 12. Cómo controlar el hambre

1. Jason Fung, *The Complete Guide to Fasting* (Canadá: Victory Belt Publishing Inc., 2016), p. 174.

Capítulo 13. La nutrición, antes, durante, después... y sin ayunar

1. Joel Fuhrman, *The End of Dieting* (Nueva York, NY: HarperCollins Publishers, 2014), p. 79.

2. Ibíd., pp. 19–20.

3. Consulta http://ajcn.nutrition.org/content/8½/341.full.

4. Consulta http://kimberlysnyder.com/blog/2014/04/07/sad-history-standard-american-diet-went-wrong/.

5. Consulta https://www.ncbi.nlm.nih.gov/pubmed/?term=Sugar+addiction%3A+pushing+the+drug-sugar+analogy+to+the+limit

6. Cecilia Ramírez Harris, *El diario de mi detox* (Nashville, TN: HarperCollins Español, 2016), p. 56.

Capítulo 14. Ayuno vegetariano/proteínas vegetales

1. Gabriel Cousens, *Conscious Eating* (Berkeley, CA.: North Atlantic Books, 2000), p. 356 [*Alimentación consciente* (Antroposófica, 2011)].

2. Consulta http://www.onegreenplanet.org/vegan-food/vegan-sources-of-protein/

Capítulo 15. Mi propio ayuno intermitente

1. Paul C. Bragg y Patricia Bragg, *The Miracle of Fasting* (Santa Bárbara, CA: Health Science, 2017), p. 49.

Capítulo 16. Llegó la hora de cocinar

1. Michael Pollan, *In Defense of Food* (New York, NY: Penguin Books, 2008) p. Introduction.

Capítulo 17. Recetas 5:2

1. Herbert Shelton, citado en Paul C. Bragg y Patricia Bragg, *The Miracle of Fasting* (Santa Bárbara, CA: Health Science, 2017), p. xx.

Capítulo 18. Recetas 16:8

1. Gandhi, citado en Michael Mosley y Mimi Spencer, *The Fast Diet* (Nueva York, NY: Atria Paperback, 2014), p. 111 [*La dieta fastdiet* (Nueva York, NY: Atria Español, 2013)].

Capítulo 19. Recetas para controlar el hambre

1. Ben Franklin, citado en Paul C. Bragg y Patricia Bragg, *The Miracle of Fasting* (Santa Bárbara, CA: Health Science, 2017), p. 53.

DOCUMENTALES Y LIBROS RECOMENDADOS

Documentales:

Cowspiracy: The Sustainability Secret
    2014
    Producido y dirigido por Kip Andersen y Keegan Kuhn

Food, inc.
    2008
    Dirigido por Robert Kenner

Earthlings
    2005
    Producido y dirigido por Shaun Monson

What the Health
    2017
    Dirigido por Kip Andersen y Keegan Kuhn

Forks over Knives
    2011
    Dirigido por Lee Fulkerson

Food Matters
    2008
    Dirigido por James Colquhoun y Carlo Ledesma

In Defense of Food
    2015
    Dirigido por Michael Schwarz

Libros:

Libros de Gabriel Cousens:

Crear paz siendo paz

Cocina del arco iris

Alimentación consciente

Hay una cura para la diabetes

Nutricion espiritual

Libros de David Perlmutter:

Alimenta tu cerebro

Cerebro de an

Conecta tu cerebro

Better Brain Book

The Grain Brain Whole Life Plan

Libros de Joel Fuhrman:

Fasting and Eating for Health

Eat for Health

Eat to Live

The End of Dieting

The End of Diabetes

Super Immunity

The End of Heart Disease

Libros de T. Colin Campbell y Thomas M. Campbell:

El estudio de China

Libros de Patricia Bragg y Paul C. Bragg:

The Miracle of Fasting

Libros de Michael Greger:

How not to Die

Libros de Dean Ornish:

Reversing Heart Disease

Libros de Cesar Lozano:

Actitud positiva y a las pruebas me remito

No te enganches

Por el placer de vivir

Una buena forma para decir adiós

El lado fácil de la gente

Las frases maromas de César Lozano

Despierta que la vida sigue

Destellos

Libros de Ismael Cala:

Un buen hijo de P...

El analfabeto emocional

EsCala a otro nivel

El secreto del bambú

Ser como el bambú

La vida es una piñata

Despierta con Cala

Libros de Tony Robbins:

Despertando al gigante interior

Poder sin límites: La nueva ciencia del desarrollo personal

Notes from a Friend: A Quick and Simple Guide yo Taking Charge of Your Life

El poder de tu nombre

Mensaje a un amigo

Pasos de gigante

¡Desata tu poder ilimitado!

Money Master the Game

Inquebrantable: Tu libro hacia la libertad financiera

ANEXO

Tabla de calorías

Producto	Cantidad	Calorías
Aceite de oliva	1 cucharada	119
	¼ taza	477
	½ taza	954
Aceite de coco	1 cucharada	117
	¼ taza	470
	½ taza	940
Aceite de semillas de uva	1 cucharada	120
	¼ taza	482
	½ taza	964
Agave	1 cucharada	60
Aguacate Hass	1	123
Aguacate	1	234
Algas nori	1 hoja	5
Ajo	1 diente	4
Almendras	1 taza	822
Anacardos	1 taza	719
Apio	1 tallo	6
Arándanos azules	1 taza	83
Arroz basmati	1 taza	191
Avena	1 taza	145
Banana	1	90
Berza	1 taza	63
Brócoli	1 taza	30
Calabacín	1	33
Calabaza	2 tazas	48
Cebolla	1	34
Cilantro	1 paq.	23
Chía	1 cucharada	58
Coliflor	1 taza	25
Col rizada	1 taza 34	34
Cúrcuma en polvo	1 cucharada	8
Coles de Bruselas	1 libra	196
Dátil	1	23

Producto	Cantidad	Calorías
Espinaca	1 taza	7
Fresas	1 taza	53
Frijoles negros	1 taza	218
Frijoles mungo	1 taza	348
Garbanzos	1 taza	295
Hongos blancos	1 libra	101
Hongo portobello	1	33
Jalapeños	1	4
Jengibre	1 cucharada	1
Leche de almendras	1 taza	40
Lechuga romana	1 taza	8
Lentejas	1 paq.	570
Levadura nutricional	1 cucharada	28
Limón verde	1	20
Mantequilla de anacardos	1 cucharada	94
Mantequilla de maní	1 cucharada	94
Manzana	1	81
Melocotón	1	58
Mijo	1 taza	207
Naranja	1	60
Papa	1	164
Pepino	1	34
Perejil	1 paquete	35
Pimentón rojo	1	37
Pimentón verde	1	24
Sal marina	1 cucharadita	0
Salsa tahini	1 cucharada	89
Salsa tamari	1 cucharada	11

Producto	Cantidad	Calorias
Soya germinada	1 paq.	62
Tempeh	1 paquete	320
Tofu	1 bloque	352
Tomate	1	45
Toronja	1	90
Vainitas	1 taza	31
Vinagre sidra manzana	1 cucharada	3
Vinagre de arroz	1 cucharada	3

Producto	Cantidad	Calorias
Semillas de ajonjolí	1 cucharada	52
Semillas de cáñamo	1 cucharada	57
Semillas de calabaza	1 cucharada	56
Semillas de girasol	1 cucharada	62
Semillas de linaza	1 cucharada	37
Stevia	2-4 gotas	0
Quínoa	1 taza	222
Zanahoria	1 entera	45